La lutte pour la santé

essai de pathologie générale

Charles Burlureaux

Alpha Editions

This edition published in 2022

ISBN : 9789357384674

Design and Setting By
Alpha Editions
www.alphaedis.com
Email - info@alphaedis.com

Contents

PRÉFACE

La «lutte pour la santé» qui fait le sujet de ce livre n'est pas celle qu'ont entreprise, et que poursuivent avec un succès toujours plus marqué, nombre de ligues et sociétés philanthropiques. Certes, personne n'admire plus que moi l'effort généreux de ces sociétés. Qu'il s'agisse de combattre la mortalité infantile, ou de répandre et de faire appliquer les règles de l'hygiène, ou encore d'enrayer l'extension de ces trois plaies sociales, la tuberculose, l'alcoolisme, et la syphilis, ce sont là des campagnes infiniment bienfaisantes; et je considère comme un honneur d'avoir pu, modestement, prendre ma part de quelques-unes d'entre elles.

Mais à côté de cette grande lutte collective, il y a une autre «lutte pour la santé», tout individuelle, qui se livre tous les jours dans la vie de chacun de nous. Celle-là est une forme de la loi universelle de la lutte pour l'existence. Sans cesse, depuis l'instant où nous naissons, notre organisme tend à maintenir ou à rétablir cet équilibre de ses forces que l'on appelle «la santé»; et sans cesse une foule d'influences, intérieures ou venues du dehors, tendent à détruire cet équilibre, éminemment instable.

Ces influences varient à l'infini, suivant l'âge, le sexe, l'hérédité, les conditions de la vie: mais toutes travaillent, en nous, à la même fin; et l'on peut dire que l'histoire entière de notre vie physique n'est que l'histoire des péripéties de la «lutte» incessante qui se déroule entre elles et la tendance naturelle de l'être à persévérer dans son être. Et si, parmi ces influences hostiles à notre santé, beaucoup ont un caractère fatal et inévitable, s'il y a malheureusement beaucoup de causes de «maladie» contre lesquelles nous sommes désarmés, il y en a aussi un très grand nombre qui peuvent être évitées, ou combattues victorieusement. Toute la médecine, en fait, ne consiste qu'à aider la nature dans sa lutte contre elles.

Mais la médecine est moins une science qu'un art. De la multiplicité des circonstances, de la diversité des esprits, il résulte que chaque médecin, quand il est parvenu à un certain point de sa carrière, s'aperçoit que l'ensemble de ses observations et de ses réflexions l'a amené à se faire une expérience propre, personnelle, des conditions générales de la «lutte pour la santé» et des moyens d'aider l'organisme à la bien conduire. C'est le fruit de mon expérience particulière que j'ai essayé de recueillir et de présenter, dans le livre que voici.

De longues années de pratique médicale m'ont donné l'occasion de voir, sous des aspects très variés, la naissance et l'évolution de la «maladie». J'ai aussi vu à l'oeuvre bien des méthodes de traitement, anciennes et nouvelles. Pénétré, dès le début, de l'importance de la tâche qui m'était confiée, je me suis efforcé de ne subir aucun parti pris d'école ni de doctrine, de ne rien rejeter ni de ne rien admettre sans l'avoir contrôlé, de borner toujours mon ambition à empêcher ou à soulager la souffrance par tous les moyens,—que l'idée de ces moyens me vînt de moi-même ou d'autrui, qu'ils fussent ou non approuvés par les autorités du moment, qu'ils appartinssent à la thérapeutique d'hier ou à celle de demain. Et maintenant, ayant parcouru déjà une grande partie de ma route, il m'a semblé que j'avais le devoir de faire profiter les autres de tout ce que mon expérience, ainsi acquise, pouvait contenir d'intéressant et d'utile pour eux.

C'est dire que ce petit livre s'adresse à tout le monde. Je n'ai pas voulu en faire une thèse scientifique, mais plutôt quelque chose comme ces *Conseillers de la Santé* que l'on était assuré de trouver, autrefois, au chevet du lit de nos grands-parents. Laissant aux ouvrages spéciaux l'étude des «maladies» accidentelles, de ces chocs extérieurs où notre organisme est sans cesse exposé, je m'en suis tenu aux différentes manifestations de ce que j'appellerai, d'un terme général, la «maladie», en entendant par là cette rupture de l'équilibre normal de nos forces, cette dépréciation plus ou moins complète de notre capital biologique, qui se produit, tôt ou tard, dans l'existence de chaque créature humaine, et s'exprime par une variété infinie de symptômes morbides. J'ai essayé d'indiquer les principales causes qui, aux différents âges, depuis l'enfance jusqu'à la vieillesse, risquent de compromettre ou de détruire la santé; et surtout j'ai essayé de montrer, au fur et à mesure, par quels moyens ces causes peuvent être évitées, ou leurs mauvais effets heureusement réparés.

Plusieurs de ces moyens étonneront peut-être le lecteur, accoutumé aux complications savantes de la médecine d'aujourd'hui; et leur simplicité même lui semblera peut-être avoir quelque chose de révolutionnaire. C'est un danger que j'ai prévu, et que, certes, je n'affronte pas de gaîté de coeur. Mais il n'y a pas une ligne de mon livre qui ne dérive, à la fois, d'une expérimentation méthodique et de réflexions patiemment mûries. Si jamais l'on peut être sûr de quelque chose, en une matière aussi variable et aussi délicate, je suis sûr de l'efficacité des avertissements et des conseils qu'on trouvera ici. Puissent-ils seulement être entendus, et porter leur fruit!

Ce livre était déjà sous presse lorsque j'ai reçu l'intéressant ouvrage de mon confrère et ami le Dr. Sigaud sur *Les Origines de la «maladie»* (1 vol. Maloine, 1906). Je regrette de n'avoir pas pu en citer certaines pages qui s'accordent avec les idées que j'ai moi-même exprimées sur plusieurs points, et, notamment, sur le danger qu'il y a à attacher trop d'importance aux symptômes en pathologie.

PREMIÈRE PARTIE

CHAPITRE I

LE CAPITAL BIOLOGIQUE

L'hypothèse joue, dans les progrès do toutes les connaissances humaines, un rôle considérable; ce n'est une nouveauté pour personne, mais cette vérité nous a été récemment rappelée, et exposée avec une clarté nouvelle, par le remarquable travail de M. Poincaré, intitulé: *La Science et l'Hypothèse.* Il y est démontré que ni les mathématiques, ni les sciences physiques ou chimiques, ne pourraient exister si elles n'avaient pour point de départ des hypothèses. «Il y a, dit M. Poincaré, plusieurs sortes d'hypothèses: les unes sont vérifiables, et, une fois confirmées par l'expérience, deviennent des vérités fécondes; les autres, sans pouvoir nous induire en erreur, peuvent nous être utiles en fixant notre pensée; d'autres enfin (comme le *postulatum* d'Euclide) ne sont des hypothèses qu'en apparence, et se réduisent à des définitions et à des conventions déguisées». Plus encore que les sciences dites exactes, les études biologiques ont besoin du secours de l'hypothèse, car c'est d'elles que l'on peut surtout dire que «nous n'y savons le tout de rien.»

Sans avoir aucunement la prétention de bouleverser les sciences biologiques, mais simplement pour m'aider à fixer ma pensée, je demanderai, à mon tour, qu'on m'accorde une sorte de *postulatum*, qui nous aidera à nous rendre compte de la plupart des phénomènes de la biologie et de la pathologie.

Voici ce *postulatum*:

Je supposerai que chaque être, en naissant, reçoit un certain capital d'énergie vitale, de la valeur et de l'emploi duquel dépendront et sa santé, et sa longévité: un capital donnant des intérêts variables suivant chaque individu et suivant chaque période de la vie. J'ajouterai que ce capital peut être, à toute période de la vie, amoindri par une cause accidentelle, et que les intérêts qu'il produit sont également variables aux diverses périodes de la vie.

Or, cette hypothèse étant accordée, l'objet du présent travail sera d'étudier, d'un bout à l'autre de la vie, la meilleure manière de faire valoir ce capital, et de le défendre contre les influences qui ne cessent pas de le menacer. Ces influences sont ce qu'on appelle les «causes morbigènes», et leurs assauts sont ce qu'on appelle les «maladies».

L'homme malade est donc, dans notre hypothèse, celui qui vient de subir une de ces diminutions de son capital biologique: d'où il résulte que, avant d'étudier le malade, et les causes morbigènes, nous devons d'abord envisager le capital initial, et les causes qui en font varier la valeur.

Considéré au point de vue théorique, c'est-à-dire en négligeant les influences qui peuvent le faire accidentellement diminuer, le capital initial est comparable à la force qui lance un projectile dans l'espace. Or, les mathématiciens savent exactement quelle doit être la courbe parcourue par le projectile, du moment qu'ils connaissent la vitesse initiale et la masse. Et pareillement nous pourrions, nous aussi, prévoir la courbe que suivra la santé d'un sujet, si nous pouvions connaître exactement le capital de vie qu'il apporte en naissant. Mais le fait est que, chez les différents êtres humains, le capital initial varie dans des proportions si énormes que nous ne pouvons guère nous flatter d'en avoir une notion précise.

Pour des causes que nous chercherons à analyser, il y a des êtres chez qui le capital initial est nul: ce sont eux qui meurent en naissant, ou un ou deux jours après leur naissance, sans «maladies» ni lésions appréciables; tels certains enfants de syphilitiques, qui meurent parce qu'il n'ont pas la force de vivre.

A l'autre extrémité de l'échelle se placent les aristocrates de la santé, doués d'un capital énorme, et qu'on voit atteindre à des âges avancés sans avoir jamais été malades, sans avoir jamais pris de précautions spéciales pour conserver leur santé. Ainsi, j'ai connu, non comme médecin, mais comme ami, un général mort à quatre-vingt-douze ans, et qui n'avait jamais été arrêté par la moindre indisposition. On peut même dire qu'il est mort sans «maladie»; il a tout simplement cessé de vivre, comme le boulet, arrivé à la fin de sa course, cesse de progresser et rentre dans l'immobilité.

Entre ces deux extrêmes se trouve une variété infinie d'intermédiaires; et l'on peut dire qu'il n'y a pas deux personnes ayant le même capital biologique initial.

Cependant les différences dans le capital initial ne sont pas si grandes qu'on ne puisse, tout au moins, en déterminer les causes principales, dont l'étude se trouve être, ainsi, d'une importance majeure. Ces causes peuvent être groupées sous trois chefs:

1° Les influences héréditaires;

2° La valeur actuelle des générateurs au moment de la conception;

3° Les influences qui ont pu atteindre le produit pendant la gestation.

CHAPITRE II

HÉRÉDITÉ

L'hérédité tient une place considérable dans tous les problèmes de la vie; et, comme l'indique bien l'étymologie du mot *hoerere*, (être attaché), tout être vivant est relié à un long passé ancestral. Les végétaux eux-mêmes n'échappent point à cette loi: le souci des horticulteurs n'est-il pas de créer, par de savants procédés de culture et d'habiles sélections, des types capables de transmettre par hérédité certaines qualités développées? Ils y arrivent jusqu'au jour où, quand ils ont voulu trop profondément ou trop vite forcer la nature, la plante revient à son état sauvage, ou demeure stérile pour avoir été trop surmenée. Et les mêmes observations sont familières aux éleveurs qui cherchent à perfectionner les races d'animaux domestiques.

Hérédité est donc un terme de physiologie signifiant que la constitution organique, la manière d'être physique ou mentale, se transmet des parents aux enfants ou aux descendants.

L'hérédité se rencontre partout; c'est elle qui constitue les grands traits de caractère si différents de chaque race; c'est elle qui fait que les vertus, les vices, les passions, les haines, se transmettent dans le sein des familles aussi bien que la beauté, la couleur des yeux, la taille, etc. Souvent elle est directe, c'est-à-dire qu'elle provient du père ou de la mère; parfois elle saute une ou deux générations; d'autres fois, enfin, elle est indirecte: c'est le type d'un parent de la ligne collatérale qui prend la place. Mais il est rare que, dans le cours de la vie, elle ne se manifeste pas d'une manière quelconque.

Le rôle de l'hérédité a été reconnu de tout temps. Dans son langage imagé, la Bible nous dit qu'«il a encore les dents agacées, celui dont l'ancêtre de la septième génération a mangé des raisins verts.» Si cette parole était l'expression exacte de la vérité, elle serait bien décevante, car elle paralyserait tous les efforts destinés à lutter contre les tares ancestrales. Mais déjà Ezechiel avait énergiquement protesté (chap. XVIII) contre la fatalité des tares héréditaires; et la vérité est que l'influence de l'hérédité est modifiée grandement par la tendance qu'a tout être vivant à retourner à son type primitif, comme aussi par les influences du croisement, en vertu desquelles l'un des générateurs peut rectifier la tare transmise par son partenaire. Ce n'est que quand les deux générateurs ont les mêmes tares que l'hérédité sévit avec son maximum d'intensité; et alors non seulement les tares s'ajoutent, mais elles semblent se multiplier l'une par l'autre, au point de rendre l'enfant incapable de soutenir la lutte pour l'existence; ou bien, s'il vit, il n'a pas la force de transmettre la vie. Ainsi s'éteignent les familles par les «maladies» héréditaires, à moins qu'un des membres de la race déchue, revenant pour ainsi dire au type primitif, ne porte en lui une force de réaction insoupçonnée,—héritage peut-être d'un passé plus lointain,—qui lui permette de reconstituer la famille.

Telles sont les considérations générales qu'il m'a semblé utile d'indiquer, parce qu'il en pourrait sortir un grand nombre de conclusions pratiques pour qui sait réfléchir. Mais il faut à présent que j'insiste sur quelques détails plus particuliers.

D'abord, l'hérédité de la longévité.

Il est des familles où l'on meurt vieux, de père en fils. On dirait des horloges remontées pour sonner à peu près le même nombre d'heures. Il est d'autres familles où tout le monde meurt jeune, sans cependant qu'on puisse incriminer des «maladies» spéciales. Pourquoi? Force est bien de le dire, nous ne le savons pas.

Notons, en passant, combien sont erronées les théories qui attribuent à l'homme moyen une longévité moyenne, calculée d'après l'époque de la soudure des épiphyses, ou d'après la durée de la croissance: suivant les calculs de Flourens, cette moyenne devrait être de cent ans. Mais c'est là une simple vue de l'esprit, qui ne repose sur aucune observation sérieuse.

Certes, on peut établir des moyennes. C'est sur des moyennes de ce genre, et sur le calcul des probabilités, que sont basés les statuts des compagnies d'assurance. De même, il n'est pas déraisonnable de supputer la longévité probable d'un individu donné, quand on est en mesure d'apprécier son capital biologique et la façon dont il sait s'en servir. Mais dire que l'homme est bâti pour vivre cent ans, parce que, dans les espèces animales, la longévité a cinq fois la durée de la croissance, et que, chez l'homme, la durée de la croissance est de vingt ans, c'est établir une théorie sur des bases absolument fragiles.

Plus importantes encore que la plus ou moins grande longévité des parents, sont, pour nous, certaines particularités de leur état pathologique, qui retentissent d'une façon souvent très profonde sur la valeur de leurs enfants.

On sait, par exemple, les influences néfastes de l'alcoolisme héréditaire, qui non seulement restreint la natalité, mais condamne ceux qui naissent à une mort rapide.

La syphilis ne réduit pas la natalité; au contraire, elle semble la favoriser, et tout le monde connaît, en effet, de ces nombreuses familles fauchées par la syphilis héréditaire. En vain les générateurs s'obstinent à mettre au monde de nouvelles victimes: aucune ne survit, à moins qu'un traitement médical bien compris ne vienne mettre fin à cette lamentable situation [1].

Note 1: (retour) Je ne puis m'empêcher de reconnaître, dans cette polynatalité des hérédo-syphilitiques, une affirmation de ce qu'on serait tenté d'appeler la loi de protection des faibles.

N'est-il pas remarquable, en effet, que, dans la nature, les êtres sans défense luttent par leur polynatalité contre les causes de destruction auxquelles les expose leur faiblesse? Voyez dans le monde animal. Les animaux puissants, armés pour la défense ou pour la lutte, sont toujours de médiocres générateurs; l'éléphant, par exemple, ne donne naissance qu'à un nombre très restreint d'individus, la femelle porte longtemps; même remarque pour le lion. Au contraire, les animaux sans défense, se multiplient avec une rapidité qui les rend parfois redoutables: tels les lapins d'Australie. Il a suffi d'un couple importé par hasard dans cette colonie pour que ces animaux se soient multipliés au delà de toute mesure. A l'heure qu'il est, ils constituent encore un fléau pour l'agriculture. C'est que le lapin est un être faible, qui n'a de moyens ni d'attaque, ni de défense, ne sachant que fuir et se cacher. Dans l'espèce humaine, combien ne voit-on pas de ces couples admirablement bien assortis, de santé parfaite, et qui n'ont pas d'enfants? Nous ne parlons pas de ceux qui n'ont qu'un ou deux, enfants; car ici intervient un autre facteur, la restriction volontaire; mais de ces ménages exemplaires, où la venue d'un enfant serait une joie, et qui restent stériles, sans que rien dans l'état des conjoints explique cette stérilité.

Au contraire, des générateurs de médiocre valeur, au point de vue de la santé, mettent au monde de nombreux enfants, qui bien souvent constituent pour eux une richesse négative. Ces malheureux portent le beau nom de prolétaires *(proles, race).*

Mais que dis-je? la loi de protection des faibles s'étend à l'infini. Pourquoi naît-il plus de femmes que d'hommes? Pourquoi tel couple ne donne-t-il naissance qu'à des filles, tel autre qu'à des garçons? C'est que, dans le premier cas, la valeur biologique de la mère était sensiblement inférieure à celle du père. Quand il y a une disproportion marquée entre les deux générateurs, l'enfant qui naît a le sexe du générateur qui vaut le moins.

Quand un homme vieux et usé épouse une jeune femme pleine de vie et de santé, l'enfant qui naîtra de leur union sera presque toujours un garçon.

Dans le monde végétal, la même loi de protection des faibles s'observe pour qui sait ouvrir les yeux. Voyez les plantes sans défense: elles pullulent partout, on les trouve sous toutes les latitudes, à toutes les altitudes; au contraire, celles qui se défendent, ont ce qu'on appelle en botanique des «aires» très limitées.

Dans le monde minéral lui-même, on observe la même loi: les métaux qui se défendent sont des métaux rares, et c'est précisément parce

qu'ils sont rares et incorruptibles (mais non incorrupteurs) que l'homme les a pris comme représentant la valeur du travail. L'or, par exemple, que rien n'attaque, est plus rare que les métaux qui s'oxydent facilement, tels que le fer, le cuivre.

Le diamant inaltérable, qui défie l'injure du temps, est d'une rareté qui lui donne tout son prix.

C'est de cette loi de protection des faibles, faisant contrepoids aux lois darwiniennes (sélection, adaptation aux milieux, etc.) que résulte un équilibre presque stable dans le monde des êtres créés.

La syphilis est un des principaux facteurs de dégénérescence. On commence seulement à connaître l'étendue de ses ravages. On sait aujourd'hui qu'elle se transmet aux enfants; qu'elle les fait mourir avant leur naissance, ou le jour même de leur naissance; qu'elle se traduit plus souvent encore, dans les deux premiers mois qui suivent la naissance, par des accidents contagieux; que, dans les premières années de la vie, elle entraîne la mort par méningite (méningite spéciale que l'on prend trop souvent pour une méningite tuberculeuse, et qui serait justiciable d'un énergique traitement anti-syphilitique).

On sait aussi que, dans les cas exceptionnels, la syphilis des générateurs provoque, à l'âge de huit, dix, quinze ans, des dystrophies, parfois des accidents tertiaires (épilepsie, gommes, etc.): mais ce sont là des curiosités scientifiques.

Ce qu'on ne sait pas encore, c'est dans quelle proportion la syphilis des parents diminue la valeur biologique des enfants en apparence bien nés, c'est son influence sur les produits de la deuxième et même de la troisième génération. C'est là la science de l'avenir[2].

Note 2: (retour) Nous ne voulons pas insister davantage sur les méfaits de la syphilis, envisagée en tant que péril social, mais nous ne pouvons laisser passer l'occasion d'appeler l'attention du lecteur sur les efforts tentés pour faire connaître au grand public ces tristes vérités.

Il existe une *Société internationale de prophylaxie sanitaire et morale* contre les «maladies» vénériennes, siégeant à Bruxelles, et ayant comme filiales des sociétés françaises, allemandes, etc., qui toutes poursuivent un but commun: faire connaître les méfaits des «maladies» vénériennes, les éteindre dans la mesure du possible et par tous les moyens possibles.

La société française est certainement l'une des plus actives: sous la vigoureuse impulsion de son président, M. le professeur Fournier, elle a déjà fait beaucoup depuis cinq ans qu'elle est fondée.

Elle a étudié la syphilis dans l'armée, dans la marine, les colonies, dans les populations ouvrières; la syphilis des nourrices et des nourrissons; la syphilis et le mariage, etc. Grâce à elle, l'opinion publique commence à s'intéresser au redoutable problème, on ose envisager en face la syphilis, on ose prononcer son nom, et tout fait espérer que l'action de la Société de prophylaxie sera au moins aussi utile que celle des ligues contre l'alcoolisme et la tuberculose.

Car, en réalité, que peut-on contre l'alcoolisme? Rien tant qu'on ne modifiera pas nos lois et nos moeurs. Que peut-on contre la tuberculose? Presque rien, tant qu'on ne changera pas notre état social, tant qu'il y aura l'affreuse misère et la promiscuité. Tandis qu'on peut beaucoup contre la syphilis, «maladie» évitable s'il en fut, «maladie» essentiellement curable. Mais il faut la faire connaître dans tous les milieux, son danger provenant de l'ignorance. C'est surtout contre cette ignorance que lutte la Société française de prophylaxie sanitaire et morale à laquelle devraient être affiliés tous les gens de bien, toutes les personne soucieuses de l'avenir de la nation.

L'hérédité tuberculeuse est-elle aussi redoutable qu'on se plaisait à le dire? Non. Voilà, du moins, ce qu'affirment la science expérimentale et l'observation des jeunes animaux issus de générateurs tuberculeux. Mais, dans la pratique, il serait sage de se conduire comme si la tuberculose était héréditaire: 1° parce que les enfants de tuberculeux sont, par cela même qu'ils vivent dans un milieu contaminé, exposés à la contagion[3]; 2° parce que l'enfant, s'il n'hérite pas do la tuberculose, hérite incontestablement de la prédisposition à devenir tuberculeux. Il ne naît pas tuberculeux, mais il naît tuberculisable: de sorte que, au point de vue scientifique, l'appréhension qu'avaient nos pères au sujet de l'hérédité de la tuberculose était parfaitement légitime.

Note 3: (retour) Le souci de soustraire au milieu contaminé les enfants de tuberculeux a inspiré au professeur Grancher une idée géniale: c'est de prendre, dans les familles de tuberculeux, les enfants encore sains, pour les faire élever à la campagne dans des familles saines. C'est ce que réalise «l'Oeuvre de préservation de l'enfance contre la tuberculose». (Siège social, 4 rue de Lille.) C'est une oeuvre scientifique, puisque, suivant le précepte de Pasteur, elle cherche à sauver la race en sauvant la graine. C'est une oeuvre pratique; elle a fait ses preuves, et elle ne peut pas satisfaire au dixième des demandes des parents tuberculeux, qui commencent à comprendre la nécessité de se séparer de leurs enfants encore sains pour les confier à des familles de braves gens désignées par l'oeuvre, surveillés par ses médecins, et offrant toutes garanties de moralité. Cette Oeuvre, bienfaisante à plusieurs titres, est en outre *économique:* chaque

pupille ne coûte en effet qu'un franc par jour, parce que tous les dévouements sont gratuits. Cette faible somme d'un franc, bien employée, sans aucune fuite, sert ainsi les intérêts de deux familles et sauve la vie d'un enfant.

L'hérédité du cancer est loin d'être démontrée. Tout est obscur dans la question du cancer: son étiologie, ses modes de transmission, ses variétés d'évolution; et la thérapeutique se ressent de toutes ces incertitudes, malgré les belles promesses de la sérothérapie, de la vaccination anti-cancéreuse, et de la radiothérapie.

En résumé, l'hérédité est le principal facteur de la valeur biologique des individus. Chacun, de par son hérédité, naît avec une valeur différente: l'inévitable inégalité sociale existe non seulement le jour de la naissance, mais le jour même de la conception.

C'est encore à l'hérédité qu'il faut attribuer la différente valeur des différents organes. Beaucoup naissent avec un organe plus faible que les autres, de par la tare ancestrale; et le clinicien doit tenir compte de l'existence de ces points faibles, lorsqu'il se trouve en face d'un malade quelconque.

Les organes qui subissent le plus notablement la tare héréditaire sont: le système nerveux, le coeur, et les reins.

A) Les tares nerveuses se transmettent avec une constance redoutable; et c'est à juste titre qu'on craint les alliances avec des sujets dont les parents sont entachés d'aliénation mentale, ou de nervosisme exagéré.

Il ne faut pas, cependant, pousser cette terreur de l'hérédité nerveuse à des limites excessives: car, ainsi que je l'ai dit, nous devons compter avec une sorte de tendance naturelle en vertu de laquelle l'être naissant est débarrassé de sa tare ancestrale; l'hérédité n'est jamais absolument fatale. Et nous devons prévoir aussi les atténuations que peuvent amener les croisements. Ainsi l'hérédité nerveuse du père peut très bien être atténuée par le bon équilibre nerveux de la mère, le croisement bien compris entraînant une sorte de régénération. Enfin, il est certaines «maladies» nerveuses qui ne se transmettent jamais par hérédité: telle la paralysie générale des aliénés. De ce qu'un homme est mort dans un asile, par le fait de la paralysie générale, il ne faut pas conclure que ses descendants soient menacés de folie, ou même de tares nerveuses. Le paralytique général a pris la «maladie» uniquement pour son compte, et il ne la transmet pas plus que ne transmettrait sa tare nerveuse un homme qui serait, accidentellement, empoisonné par le plomb. Tout ce qu'on peut dire du paralytique général, c'est que, neuf fois sur dix, c'est un syphilitique, et que sa descendance peut être entachée de syphilis au même titre que la descendance d'un syphilitique quelconque.

B) L'hérédité des cardiopathies est également très intéressante à étudier: elle n'est pas assez connue.

Il y a des familles dans lesquelles tous les membres succombent aux affections cardiaques. C'est donc que, là, les enfants apportent, en naissant, un point de plus faible résistance du côté du coeur. Chose curieuse: dans ces familles, la lésion cardiaque ne devient perceptible, chez ses divers membres, qu'à des âges plus ou moins avancés. Vers trente ans, l'un d'eux éprouvera de l'arythmie, suivie, six ou sept ans plus tard, de myocardite scléreuse. Un autre, tout en ayant le coeur sain à l'auscultation, succombera par le coeur, dans le cours d'une pneumonie. «La «maladie» était au poumon, et le danger au coeur» (Huchard). Un troisième membre mourra à cinquante ans, à son quatrième accès d'angine de poitrine, sans qu'aucun des trois ait jamais eu la moindre attaque de rhumatisme articulaire, ou autre affection capable de déterminer des lésions cardiaques. Enfin un quatrième aura de la tachycardie paroxystique. Et tout cela parce que la mère des quatre enfants aura eu, avant la naissance du premier, le coeur touché accidentellement par le rhumatisme; je connais même une famille où l'hérédité remonte à deux générations: presque tous les membres de cette famille sont des cardiopathes.

C) Le rôle de l'hérédité pathologique rénale mérite d'être signalé au même titre. On connaît l'albuminurie héréditaire et familiale: mais les récents travaux de MM. Castaigne et Rathery (1904) ont démontré, en outre, qu'une mère atteinte de néphrite donne naissance à des enfants dont les reins sont moins résistants aux infections et aux intoxications, ou même sont altérés au point d'entraîner la mort dès les premiers jours de la vie. De plus, chacun naît avec une prédominance de tel ou tel système organique. Chez les uns, c'est le système nerveux qui présente un développement hors de proportion avec les autres systèmes organiques; chez d'autres, c'est le système musculaire.

Ni les uns ni les autres ne sont, à proprement parler, des malades, ni même des candidats à la «maladie»; ils peuvent avoir un excellent capital biologique. Mais, pour le faire valoir, il ne faut pas commettre de fautes dans la direction à leur conseiller. Et nous retrouverons cette importante donnée quand nous parlerons des grands problèmes de l'éducation.

Est-ce encore à l'hérédité qu'il faut attribuer cette singulière prédominance d'un des côtés du corps sur l'autre que l'on observe chez la plupart des malades? En général, c'est le côté gauche qui est le plus faible; c'est lui qui est le siège des névralgies, des pneumonies, des misères variées que les malades accusent; c'est lui qui est le plus faible au dynamomètre; et tout le monde sait que la main gauche est, en général, moins habile que la main droite; le langage courant traduit cette infériorité, en faisant de «gauche» le synonyme de malhabile. Chez d'autres, au contraire, c'est le côté droit du corps qui est le siège de toutes les douleurs névralgiques, rhumatismales, sans pour cela que ces malades soient gauchers. J'avoue ne pas avoir recherché la part de l'hérédité dans cette répartition inégale de l'influx nerveux, que je ne fais que signaler en passant.

Mais ce qui résulte de tout ce que nous venons de voir, et qui doit en former pour nous la conclusion pratique, c'est que, pour difficile que soit la connaissance précise de l'hérédité d'un sujet, peut-être n'y a-t-il pas de point sur lequel l'attention du clinicien doive se porter plus soigneusement! En présence d'un malade, notre premier effort doit être de déterminer ce qu'il a pu recevoir de ses parents; et les résultats de cette première enquête doivent toujours nous être présents à l'esprit, tout dans le cours de la vie pathologique du sujet, mais surtout quand nous aurons à diriger sa santé.

CHAPITRE III

CONCEPTION

L'influence de la valeur actuelle des générateurs, au moment de la conception, est à peine soupçonnée, et le fait est qu'il serait bien difficile de la démontrer; elle doit être, cependant, considérable, et il y a tout lieu de croire que la valeur d'un individu à naître varie du tout au tout selon qu'il a été conçu dans de bonnes ou de mauvaises conditions.

Depuis longtemps, les médecins protestent contre les voyages de noces. On ne saurait trop faire campagne contre cette coutume, tout au moins antihygiénique. Considérez, en effet combien s'accumulent les conditions déplorables pour la procréation, chez deux conjoints dont le système nerveux a été mis à l'épreuve par les préoccupations prémonitoires du mariage, par la fatigue des journées consacrées à sa célébration, par les émotions inséparables de cet acte important de la vie! Et voilà ces jeunes gens qui, aussitôt après, se pressent pour un voyage lointain, qui s'exposent à des fatigues de toute sorte, à la déplorable alimentation de l'hôtel, qui s'infligent le souci de changer de résidence tous les jours, etc.! C'est dans ces conditions que, sans recueillement, à la légère, ils accomplissent l'acte qui doit donner *la vie.*

Dans d'autres milieux moins favorisés, l'acte conjugal s'opère à la suite de repas copieux, dans des conditions non moins déplorables.

Pour combien ne faut-il pas compter aussi l'émotion de la jeune femme, trop souvent surprise par les conditions nouvelles de l'existence qu'elle a adoptée, ou qui lui a été imposée? Comme le disait le professeur Pinard: « En plein XXe siècle, nous procréons comme les hommes des cavernes. »

Que faire à tout cela? C'est déjà quelque chose que d'appeler l'attention sur un mal dont presque personne ne soupçonne l'importance, en dehors du monde médical. Les remèdes viendront, pour ainsi dire, d'eux-mêmes, à partir du jour où l'on connaîtra le danger.

Appelons aussi l'attention sur un point délicat: sur la nécessité de faire l'éducation de la jeune fille, pour qu'elle sache ce qu'est le grand acte de la procréation.

Je vois d'ici les mères françaises frémir, et s'armer en guerre les bataillons de ceux qui confondent la pudeur avec la pudibonderie. Nul doute, cependant, qu'il y ait une réforme à opérer dans nos moeurs, à cet égard, et dans tous les milieux sociaux. Et pourquoi ne pas rappeler ce que dit la Bible, dans le livre de *Tobie*, chapitre VII? Le fils du vieux Tobie, sur le conseil de l'ange Raphaël, allait épouser Sara, fille de Raquel, laquelle avait vu mourir subitement ses sept premiers maris, aussitôt qu'ils s'étaient approchés d'elle; et, pour lui éviter pareil sort, l'ange donnait au jeune homme les conseils suivants: « Lorsque des personnes s'engagent tellement dans le mariage qu'elles bannissent Dieu de leur coeur et de leur esprit et qu'elles ne pensent qu'à satisfaire leur brutalité, comme les chevaux et les mulets qui sont sans raison, le démon a pouvoir sur elles. Mais pour toi, après que tu auras épousé cette fille, étant entré dans la chambre, vis avec elle en continence pendant trois jours, et ne pense à autre chose qu'à prier Dieu avec elle! La troisième nuit étant passée, tu prendras cette fille, dans la crainte du Seigneur, et dans le désir d'avoir des enfants plutôt que par un mouvement de passion, afin que vous ayez part à la bénédiction de Dieu. »

Dans le cours de la vie conjugale, on ne prend pas, pour procréer, plus de précautions qu'à l'époque des premières ardeurs; c'est également une faute dont se ressent le produit de la conception.

Il y aurait à faire tout un traité sur l'hygiène de la procréation. Ce traité, conçu dans un esprit large, libéral, scientifique, qui tiendrait compte de tous les éléments du problème, c'est-à-dire non seulement du point de vue médical, mais aussi de l'élément passionnel, répondrait à un véritable besoin.

Et un chapitre, et l'un des plus importants, devrait y être consacré au traitement préventif de la syphilis héréditaire. Combien d'hommes atteints de syphilis huit ans, dix ans avant leur mariage, ignorent les bienfaits d'un traitement spécifique, qu'ils suivraient deux ou trois mois avant de se marier, pour préserver leurs enfants de la terrible «maladie»! Combien peu de médecins pensent à instituer ce traitement préventif, alors même qu'ils savent que le générateur a eu la syphilis! Mais je ne sauvais m'étendre ici davantage sur ce sujet.

CHAPITRE IV

GESTATION

Sur les influences qui atteignent l'enfant pendant la gestation, nous n'avons aucune donnée précise à fournir. Nous n'avons pas remarqué, par exemple, qu'une mère ayant eu une grossesse pénible, voire même des vomissements incoercibles, donnât naissance à un enfant plus spécialement faible; inversement même, bien des femmes d'une santé médiocre ont des grossesses superbes. J'étonnai fort une malade, un jour, en lui disant qu'elle ne devait aller bien que pendant ses grossesses. C'est qu'elle avait de la ptose abdominale, et que la grossesse devait lui produire l'effet d'une sangle, en soutenant les organes. Mais il n'est guère vraisemblable qu'un état de santé aussi artificiel, et aussi transitoire, soit, pour le produit de la conception, un brevet de santé future.

Par contre, les «maladies» de la mère pendant la grossesse ont une influence bien connue sur la valeur de l'enfant à naître. Quand elles ne provoquent pas l'avortement, elles impriment à l'enfant une tare.

J'ai observé, à cet égard, un fait bien suggestif. Une jeune femme, au quatrième mois de sa première grossesse, avait eu une appendicite si nettement caractérisée que le confrère qui devait l'accoucher, et moi-même, avions été sur le point de provoquer l'intervention d'un chirurgien. La malade avait pu, cependant, être traitée médicalement: mais l'enfant, né à terme, a présenté dès sa naissance une intolérance intestinale véritablement anormale. Une première nourrice, choisie par l'accoucheur, lui a donné un lait qui a semblé trop fort, car l'enfant a eu, dès le deuxième jour, de la diarrhée verte et des vomissements. Dans l'espace de quatre semaines, trois autres nourrices, toujours choisies avec le plus grand soin, n'ont pas eu plus de succès: à chaque nouvelle nourrice, vomissements, fièvre ardente, diminution rapide du poids. Mais, pendant qu'on cherchait à grand prix des nourrices idéales, on était bien obligé de donner à l'enfant du simple lait de vache coupé; alors il allait mieux, la fièvre tombait, le poids augmentait très vite, la vie revenait: de telle sorte que, après ces quatre tentatives d'allaitement par le lait de femme, l'accoucheur me dit: «Mais enfin, pourquoi s'obstiner à trouver une nourrice? Cet enfant a probablement un intestin extrêmement délicat, à cause de l'appendicite de sa mère pendant la gestation; donnons-lui simplement du lait stérilisé coupé!» Et il eut raison; grâce à d'infinies précautions, à une surveillance méthodique, l'enfant put être élevé.

Il est bien clair qu'en rapportant ce fait je n'entends pas faire le panégyrique de l'allaitement artificiel: je ne le cite que pour prouver comment la «maladie» d'un organe de la mère pourrait bien avoir une répercussion sur le fonctionnement du même organe, chez l'enfant qu'elle porte en son sein.

Ce que l'on sait encore, c'est que les émotions de la mère, pendant la grossesse, peuvent avoir un retentissement sur la qualité du produit. Et de là dérive le devoir strict, pour la société, de protéger la femme enceinte. Quelques philanthropes l'ont bien compris; mais cette notion n'a pas assez pénétré dans nos moeurs, et l'on peut dire que c'est un scandale, pour une nation civilisée, de voir le peu qui est fait pour assister la femme enceinte, pour lui épargner les soucis de l'avenir prochain et les fatigues des derniers jours de la gestation.

Un mot, enfin, sur les enfants nés avant terme. S'ils naissent avant terme par le fait de la «maladie» des générateurs, de la syphilis par exemple, leur valeur biologique est sensiblement réduite, et peut même être réduite à zéro. Mais s'ils naissent avant terme accidentellement, par exemple à la suite d'une chute de leur mère, ou d'une intervention obstétricale raisonnée, leur sort est beaucoup moins compromis qu'on ne le croit dans le public non médical. Le tout est de leur assurer une température qui se rapproche de celle qu'ils avaient dans le sein maternel.

Pour ce faire, les inventeurs ont multiplié les modèles de couveuses artificielles. Ces appareils, certes, peuvent rendre des services; mais il ne faut pas oublier qu'on peut très bien s'en passer, en préservant l'enfant du froid, ce qui s'obtient: 1° en chauffant convenablement sa chambre, et en l'entourant de boules d'eau chaude; et 2° en sachant l'alimenter dès sa naissance. Ce second problème est difficile; pour le résoudre, il faut se rappeler une grande loi que nous retrouverons plusieurs fois dans le cours de cette étude, et qui consiste à proportionner la valeur nutritive de l'aliment, et le nombre de prises alimentaires, à la puissance de l'estomac. Chez l'enfant né avant terme, on donnera donc, toutes les demi-heures, une cuillerée à café de lait, coupé de 2/3 d'eau bouillie sucrée.

L'enfant va naître; quel préjudice lui cause l'accouchement au forceps? Nous ne pouvons pas nous défendre de redouter, pour notre part, la compression colossale qu'impose l'application du forceps à la masse cérébrale de l'enfant. Mais l'étude approfondie de cette question, qui aurait pourtant de quoi intéresser les neurologistes, n'a pas encore été faite, à notre connaissance du moins, d'une façon suffisante. En tout cas, on est en droit de considérer comme coupable une intervention au forceps faite pour gagner du temps, ou pour faire valoir l'importance des soins obstétricaux.

CHAPITRE V

LES INFLUENCES MORBIGÈNES ET LES SYMPTOMES MORBIDES

L'enfant est né; il vaut ce qu'il vaut. Personne ne le sait, sauf dans les cas extrêmes où il vient au monde avec des apparences tellement misérables que, dès son premier vagissement, son infériorité saute aux yeux; c'est ce qui arrive chez les hérédo-syphilitiques, et rien n'est aussi navrant que l'apparition du petit monstre aux lieu et place d'un enfant bien vivant, attendu avec une légitime impatience. Il faut avoir assisté à ce spectacle pour en comprendre la poignante horreur. Tout le monde, sauf la mère, s'accorde alors à penser qu'il vaudrait mieux que l'enfant ne fût pas né. Mais, en dehors de ces cas, il est impossible de savoir le capital de vie que l'enfant apporte avec lui; c'est son secret, qu'il gardera pendant toute la durée de son existence, mais que le médecin parviendra cependant à deviner en partie, s'il sait fouiller l'hérédité de son malade et s'inspirer des quelques principes que nous avons esquissés à grands traits dans le chapitre précédent.

L'enfant est né: toute sa vie, désormais, va être une «lutte pour la santé», une suite d'efforts, volontaires ou instinctifs, pour défendre son capital naturel de santé contre les «influences morbigènes» qui vont le guetter à chaque pas.

Ces influences morbigènes, que l'être vivant va rencontrer sur sa route, depuis le jour de sa naissance jusqu'à la fin de sa carrière, nous allons tout de suite les esquisser à grands traits.

Au début, nous avions assimilé, pour les besoins de la théorie, l'être humain à un projectile lancé dans l'espace avec une vitesse initiale déterminée; mais, tandis que le projectile parcourt une courbe mathématique, qu'on appelle une parabole, la courbe évolutive de l'être humain est une courbe irrégulière qui fléchit chaque fois qu'une influence morbigène survient, puis remonte pour osciller de nouveau, puis fléchir définitivement à partir d'un certain moment de la vie que nous appellerons le début de la période de déclin, et toujours avec des oscillations à amplitude de moins en moins considérable, jusqu'au moment où toutes les réserves se trouvent épuisées.

La mort peut encore interrompre brusquement la courbe évolutive; c'est ce qui arrive quand la brèche faite au capital est irréparable, soit à cause de l'importance de l'assaut perturbateur, soit à cause de l'insuffisance des réserves, ou bien quand ces deux influences se combinent; et le nombre de leurs combinaisons est incalculable.

La variété des causes morbigènes est elle-même infinie; mais la nature n'a qu'un nombre limité de moyens pour exprimer ses plaintes, de sorte que les causes les plus variées peuvent se traduire par les mêmes symptômes. Aussi accordons-nous relativement peu de valeur à l'étude du symptôme. Les symptômes s'associent de mille et une façons, pour constituer autant déformes morbides différentes. Que dis-je? Il n'est pas deux malades qui se ressemblent, Ce n'est que pour la facilité de l'étude que les pathologistes ont créé des cadres posologiques; mais on comprend assez que ces cadres devraient être aussi élastiques que possible. Le vrai médecin, après s'en être servi pour faire d'excellentes études, ne craindra pas, dans la pratique, d'en faire abstraction, de penser et d'agir comme si les cadres n'existaient pas. Et un moment viendra même, quand son expérience clinique sera suffisante, où il aura tout intérêt à faire table rase des notions qu'il a péniblement accumulées par un travail assidu et prolongé; tout comme l'architecte, qui, une fois la construction terminée, fait enlever les énormes échafaudages qui avaient été nécessaires à la construction de l'édifice.

Certes, l'étude approfondie des symptômes morbides est indispensable au clinicien, et l'on ne saurait apporter trop de soins à connaître, dans tous leurs détails, les divers troubles de la santé. Mais il y a un écueil: c'est que, la théorie du moindre effort s'appliquant naturellement à l'esprit humain, on a une tendance involontaire à attribuer aux symptômes une influence pathologique qu'ils n'ont pas; en d'autres termes, ce qui n'est en réalité qu'une manifestation morbide devient, trop aisément, dans l'esprit du médecin, la cause de la «maladie».

Prenons comme exemple la constipation: ce n'est en réalité qu'un symptôme, et qui peut se trouver chez une foule de malades différents. Nous ne parlons pas, bien entendu, de ceux chez qui elle est d'origine mécanique (cancer du rectum, de l'iliaque, etc.). Un mot cependant, en passant, pour dire que le médecin a le tort de ne pas assez penser à ces causes mécaniques, et de traiter par des moyens médicaux des malades dont une intervention chirurgicale aurait pu prolonger la vie ou atténuer les souffrances.

Mais chez les malades qui ne sont pas tributaires de la chirurgie, n'est-il pas vrai que la constipation est un symptôme banal, pouvant être attribué à une foule de causes? Parfois, elle est due à des lésions d'organes lointains, par un mécanisme réflexe à long circuit, suivant l'ingénieuse expression de M. Mathieu (appendicite chronique, lésions utérines, etc.). D'autres fois, et plus souvent encore, elle est due à un trouble profond du système nerveux, qui, avant l'apparition de la constipation, avait traduit son malaise par des plaintes variées. D'autres fois, elle apparaît brusquement, en même temps que l'entéro-colite sa compagne, à la suite d'un choc brutal, moral ou traumatique.

De plus, tout le monde sait qu'elle peut être due tantôt à un manque, tantôt à un excès d'exercice musculaire. Les hommes qui ont besoin de beaucoup d'exercice, s'ils n'en ont pas assez, deviennent, suivant les prédispositions héréditaires, ou des cérébraux, ou des goutteux, ou des lithiasiques, mais toujours des constipés: et leur constipation disparaît a partir du jour où l'on a trouvé le dosage précis de l'exercice qui leur convient. Inversement, les hommes qui prennent trop d'exercice deviennent dyspeptiques et constipés, et le lit est leur meilleur laxatif.

Enfin la constipation peut tenir à une erreur de régime, soit à l'abus du lait (le cas est fréquent), soit à l'usage abusif de la viande: alors le régime semi-végétarien serait indiqué, et il suffit de changer de régime pour voir disparaître la constipation.

La constipation n'est donc qu'un symptôme.

Certes, en vertu de la synergie des fonctions, des répercussions à distance, en vertu de ce principe que le système nerveux abdominal a des relations intimes avec le système nerveux central, que, d'une façon plus générale, le trouble d'un département quelconque du système nerveux retentit sur les autres départements, la constipation, bien que symptomatique, contribue dans une certaine mesure à entretenir la «maladie», ne fût-ce que par la préoccupation qu'elle cause au malade, et qui peut dégénérer quelquefois en véritable obsession. Mais ce qu'il faut se rappeler, quand on aborde le problème thérapeutique, c'est que le système nerveux est une chaîne sans fin. Or, si l'on veut bien nous accorder que la solidité d'une chaîne est égale à celle du plus faible de ses anneaux, on comprendra l'importance qu'il y a à rechercher quel est l'anneau le plus faible; en d'autres termes, quelle est la partie du système nerveux qu'il faut viser et consolider, pour guérir le constipé médical.

Il n'y a donc pas de remède contre la constipation, et, pour l'atteindre, il faut atteindre la «maladie», dont elle constitue une des manifestations les moins importantes et, disons-le tout de suite, les plus faciles à faire disparaître. Oui, dussé-je sembler paradoxal, j'affirme que la constipation est, de tous les symptômes observés chez le constipé médical, celui qui disparaît le plus vite. Prenez un malade qui souffre, depuis des années, de ces misères variées qu'on est convenu de désigner sous le nom un peu vague de neurasthénie, et parmi lesquelles la constipation joue un rôle capital; après enquête minutieuse, trouvez la formule exacte de son régime, et par régime je n'entends pas seulement le régime alimentaire, mais la réglementation minutieuse de sa vie, le dosage de son exercice et de son travail cérébral, etc.; supprimez les agents thérapeutiques qui entretiennent la «maladie» (douches froides, exercice forcé, médicaments variés, diète lactée); supprimez surtout les influences qui entretiennent le trouble nerveux de son intestin, à savoir les purgatifs, lavages à grande eau, etc.: et vous serez étonné de voir la constipation disparaître, avant même toutes les autres misères. Le malade vous dira, au bout de huit jours: «Chose curieuse, docteur, je souffre encore de la tête, de l'estomac, du dos, d'une faiblesse extrême, mais je commence à retrouver le sommeil, et surtout je vous suis bien reconnaissant parce que ma constipation, si rebelle, est presque entièrement vaincue. Je n'ai presque plus de peaux dans les selles, et je commence à reprendre confiance.» A partir de ce moment précis vous tenez le malade, il a en vous une foi aveugle, et, si vous continuez à le soigner méthodiquement, si surtout des influences étrangères ne viennent pas contrecarrer la vôtre, si le malade est assez intelligent pour s'abandonner entièrement à votre direction, vous lui rendrez, peu à peu, la santé. Il aura des rechutes inévitables: mais lui annoncer à l'avance ces rechutes, c'est consolider sa foi. Il aura aussi des rechutes, plus ou moins importantes, chaque fois qu'il s'écartera de la ligne tracée par vous: s'il commet un écart de régime, un excès d'exercice, ou s'il a une commotion morale, l'odieuse constipation reparaîtra, accompagnée d'état gastrique, de douleurs abdominales, de glaires sanguinolentes, de fièvre quelquefois; mais ce sera pour le bien du malade, si vous parvenez à lui faire toucher du doigt la cause de cette rechute, et à lui faire comprendre que cette rechute était évitable.

Si nous prenions une autre manifestation morbide quelconque, nous verrions qu'elle appartient, de même, à une foule d'affections. Le mal de tête, par exemple, ne se rencontre-t-il pas dans les cas les plus variés, n'est-il pas produit par les influences les plus diverses? Heureusement pour les malades, il n'est encore venu à l'idée de personne de trouver un remède applicable à tous les cas de mal de tête. Nous en connaîtrions un, par hasard, que nous nous garderions bien de le divulguer: car, si la médecine «du symptôme» est détestable au point de vue de l'étude nosographique, elle l'est encore plus au point de vue thérapeutique.

Mais qu'on lise une monographie quelconque sur un symptôme, ou un ensemble de symptômes (ce qu'on appelle un *syndrome*): on y trouve toujours en germe la pathologie tout entière. Ainsi dans mon article *Epilepsie* du *Dictionnaire Encyclopédique*, j'ai essayé de montrer combien il faut se méfier des cadres trop rigides, si l'on veut avoir une conception nette de l'épilepsie, et une thérapeutique utile des épileptiques. De même, en lisant ces jours-ci une intéressante étude du Dr Baraduc sur l'entéro-colite et son traitement à Chatel-Guyon, j'y voyais une conception qui se rapproche grandement de la mienne. Qu'on en juge par les quelques lignes que voici: «L'entéro-colite muco-membraneuse est un syndrome clinique dépendant d'un trouble fonctionnel du grand sympathique abdominal, des causes nombreuses et variées étant capables de retentir sur les plexus intestinaux et de troubler leur dynamisme. Mais aucune de ces causes n'est suffisante, à elle seule, pour produire l'entéro-colite. Il faut de toute nécessité une prédisposition spéciale du système nerveux, et plus particulièrement du sympathique abdominal, à se troubler aux chocs qu'il reçoit. Cette prédisposition nécessaire spéciale, le plus souvent héréditaire, est l'apanage des neuro-arthritiques.» Si l'auteur voulait bien avouer seulement que cette expression de «neuro-arthritiques» ne fait que dissimuler notre ignorance, nous serions tout à fait d'accord avec lui.

En résumé, si le médecin doit bien connaître dans tous leurs détails, sous tous leurs aspects, dans leurs moindres nuances, les manifestations morbides, il doit surtout chercher leur pathogénie, et ne pas s'hypnotiser sur tel ou tel symptôme. En un mot, il doit voir de haut pour voir loin, à condition toutefois de ne pas se perdre dans les nuages.

Quelquefois, tous les systèmes organiques sont troublés à la fois sous l'influence d'une cause morbigène. C'est ce qui arrive, par exemple, à la suite d'un choc traumatique violent, On voit, du jour au lendemain, le blessé devenir à la fois dyspeptique, déséquilibré abdominal, constipé avec entérite muco-membraneuse, déséquilibré cérébral; et il peut rester longtemps dans ce misérable état qu'on désigne sous le nom d'*hystéro-neurasthénie traumatique.*

La fièvre typhoïde, la grippe infectieuse, impressionnent également à la fois, tous les appareils de l'organisme, à des degrés divers. Tantôt la sidération peut être telle que le capital vital initial et les réserves antérieures se trouvent tout à coup épuisés: c'est la banqueroute totale, c'est la mort. D'autres fois, le capital et les réserves ne sont que profondément entamés. C'est la «maladie» grave, aggravée encore par des médications et des pratiques intempestives; à un moment donné, le capital peut être réduit à si peu de chose, que la moindre dépense suffit pour l'anéantir. Le malade est une flamme vacillante que le moindre souffle peut éteindre, mais à laquelle un savant dosage d'oxygène rendra, peu à peu, la vie.

Quand le capital est moins profondément atteint, ou quand la cause morbigène est moins importante, les troubles fonctionnels, au lieu d'être généralisés, atteignent plus spécialement tel ou tel organe: l'organe le plus faible, qu'il soit plus faible par le fait de l'hérédité ou par le fait d'une atteinte antérieure. Mais, en vertu de la synergie qui existe entre tous les organes, le trouble fonctionnel ne reste pas longtemps limité à un organe ou à un système organique. Voyez le grand neurasthénique: il est à la fois dyspeptique, entéralgique, cérébral, médullaire. Quel est l'organe qui, chez lui, a été le premier atteint? Impossible de le dire, après deux ou trois ans de «maladie». Cependant une enquête bien conduite peut permettre souvent de reconstituer son histoire pathologique, de voir par où la «maladie» a commencé, quel était le point initial. Et c'est de la connaissance de ce point faible initial que dérivera, en grande partie, la thérapeutique. Le médecin portera la plupart de ses efforts sur le point faible qu'il aura découvert, sans négliger, cependant, les perturbations secondaires attribuables à la synergie des fonctions de tout être vivant.

Il arrive même, quand l'influence morbide est peu intense, ou quand les réserves sont bonnes, que le trouble de la santé ne se traduit que par un nombre très limité de symptômes, parfois même par un seul. Ainsi il y a des migraineux qui n'ont que de la migraine, des malades qui n'ont, comme manifestation morbide que le symptôme constipation, d'autres qui n'ont que de la sciatique; mais ces cas sont exceptionnels, et, en bonne clinique, et surtout pour faire de la bonne thérapeutique, il faut, presque de parti pris, les éliminer, et chercher au delà de la manifestation monosymptomatique. Presque toujours, alors, ou trouvera que la «maladie» n'est monosymptomatique qu'en apparence.

De même que, dans une compagnie de chemins de fer, une irrégularité dans le service, minime en apparence, dénonce, si elle se renouvelle fréquemment, une mauvaise direction générale, de même, en biologie, il n'est pas d'indispositions insignifiantes, si limitées soient-elles à tel ou tel organe. L'apparition d'une douleur à l'épaule, par exemple, qui paraît une affection bien locale, est l'indice d'une perturbation plus profonde qu'on ne le croit du système nerveux central.

Nous venons de prononcer un grand mot, et c'est toute une doctrine qui est contenue dans cette affirmation; c'est que en effet c'est le système nerveux central qui à notre avis est le grand réservoir de l'énergie. C'est par lui que nous vivons, que nous nous mouvons, et que nous sommes. C'est lui qui dirige le fonctionnement de tous les organes, de sorte que quand il est perturbé, il n'engendre pas seulement, la névrose, la neurasthénie, l'hystérie, l'irritation spinale, la folie, la névropathie généralisée, etc., mais encore les troubles de circulation vaso-motrice des différents organes. En dernière analyse, il est la clef de voûte de la pathologie. Ses perturbations se traduisent par les symptômes les plus variés, au point d'égarer presque fatalement le diagnostic qu'on voudrait fonder sur eux seuls. Quelles que soient donc la forme, la gravité, l'apparence de la manifestation morbide, c'est toujours le système nerveux central qu'il faudra étudier, c'est sur lui que devra porter le grand effort thérapeutique.

Ce qu'il faut toujours voir, c'est l'ensemble du malade et surtout la cause ou la série de causes qui ont fait fléchir momentanément son système nerveux, qui ont, en d'autres termes, diminué sa valeur biologique.

Or, comme nous l'avons dit, ces causes sont multiples. Il en est qui appartiennent à tous les âges, mais d'autres qui appartiennent plus spécialement à un âge déterminé.

Pour mettre un peu d'ordre dans cette étude, c'est d'après ce plan que nous passerons en revue les principales de ces causes morbigènes. Nous les étudierons donc suivant l'âge de l'être humain: 1° depuis le jour de la naissance jusqu'au sevrage; 2° du sevrage à la puberté; 3° de la puberté à l'âge adulte; 4° pendant l'âge adulte; 5° aux différentes phases du déclin; 6° pendant la vieillesse.

Nous introduirons, en outre, des subdivisions, suivant que les influences pathogènes atteignent plus spécialement: 1° le système nerveux digestif; 2° le système nerveux musculaire; 3° le système nerveux central. Enfin, pour chaque âge de la vie, nous mentionnerons les affections accidentelles qui portent atteinte à la fois à tous les systèmes organiques: nous voulons parler des «maladies» aiguës (rougeole, scarlatine, fièvre typhoïde, etc.), des intoxications (syphilis, intoxications alimentaires, etc.), toutes affections qui, par la brutalité de leurs assauts, ont surtout attiré l'attention des gens du monde et de beaucoup de médecins, mais qui, en réalité, ne constituent que la partie la moins importante de la pathologie, surtout au point de vue thérapeutique. La suite de ce travail démontrera, j'espère, que cette formule n'est paradoxale qu'en apparence[4].

Note 4: (retour) Certes, quelques-unes de ces influences morbigènes sont inévitables et la prudence la plus vigilante n'en préserve pas l'être vivant. Mais beaucoup seraient évitables: ce sont celles qui constituent le domaine de l'hygiène, de sorte que notre travail, en même temps qu'il dessinera à grands traits toute la pathologie, effleurera forcément les problèmes afférents à l'hygiène et a la thérapeutique, en d'autres termes, à la gestion du capital.

L'hygiène publique est la gestion de la fortune de la communauté, l'hygiène privée est la gestion de la fortune de chacun, constituée essentiellement par le capital initial, et par les intérêts qu'il rapporte.

CHAPITRE VI

DE LA NAISSANCE AU SEVRAGE (PUÉRICULTURE)

Ainsi donc, suivant que le capital sera fort ou faible et qu'il sera bien ou mal géré, l'être vivant sera sain ou malade, donnera ou ne donnera pas son maximum de rendement, fournira ou ne fournira pas la carrière qui lui était originairement dévolue.

Dans les premières années de la vie, la gestion du capital appartient tout entière aux parents. Bien peu savent élever leurs enfants; et s'il est des connaissances qu'on devrait répandre à profusion dans tous les milieux sociaux, ce sont celles relatives à la «puériculture», d'autant que les règles en sont simples et peu nombreuses, ainsi que le démontre le *Traité de Puériculture* du professeur Pinard, qui devrait être entre les mains de toutes les mères de famille.

Rien de plus simple, d'ailleurs, que cette science de la puériculture.

Surveiller le repos de l'enfant, ne pas l'exciter à tout propos et hors de propos, l'alimenter intelligemment, lui épargner toute médicamentation meurtrière, le préserver du froid et des changements brusques de température: et c'est tout.

Si seulement on savait la manière d'économiser les vies d'enfants, on pourrait le faire dans les milieux en apparence les plus défectueux; c'est ainsi qu'au Creusot, grâce aux incessants efforts de MM. Schneider, la mortalité des enfants au-dessous d'un an n'est que de 110 p. 1000, alors que, dans le canton de Vaud, renommé pour l'excellence de ses conditions hygiéniques, elle atteint 155 p. 1000. Ce magnifique résultat est dû surtout à l'élévation des salaires, qui permet aux mères de se consacrer librement à leur mission maternelle. Près de 80 p. 100 des mères allaitent leurs enfants, toutes font de la puériculture avant la naissance. (*Rapport* de M. le professeur Pinard, à l'Académie de médecine, 25 juillet 1905.)

Il est bien évident que le capital initial ne suffit pour entretenir la vie que pendant quelques jours; il a besoin d'être sans cesse renouvelé et augmenté, pour permettre de faire des réserves, de donner à l'individu les moyens de vivre, et, plus tard, de transmettre la vie à son tour. C'est l'aliment qui pourvoit à ce besoin incessant; et par aliment nous entendons non seulement ce qui entre dans le tube digestif, mais aussi l'air, que les anciens définissaient très justement le *pabulum vitae*.

Quand l'aliment pèche par sa qualité, par sa quantité, par une répartition vicieuse, la «maladie» ne tarde pas à naître; c'est là la cause essentielle de toute la pathologie infantile. Et l'on ne saurait croire, en vérité, dans quelle mesure une mauvaise alimentation du premier âge retentit sur toute la vie pathologique de l'individu. Quelques médecins le disent, le crient même, mais c'est dans le désert; la plupart le nient, ou passent indifférents à côté de cette vérité profonde. Quant aux gens du monde, ils en soupçonnent à peine l'importance.

La vérité est que, quand un enfant a été mal nourri loin de sa famille, quand il revient de nourrice avec un gros ventre, on peut affirmer que, toute sa vie, il sera un valétudinaire.

Quand, pour obéir aux injonctions d'un cénacle de gens incompétents, ou quand, poussée par son médecin, qui veut mettre à l'abri sa responsabilité, une mère consent à abandonner les doux devoirs de la maternité et à confier à une nourrice l'enfant qu'elle aurait dû allaiter, quand à cette nourrice en succèdent deux ou trois autres, sous des prétextes quelconques, on doit tout craindre pour l'avenir de l'enfant. Il sera, dans sa prime jeunesse, un être insupportable, puis un écolier de quatrième ordre, dans son adolescence un raté, incapable de payer sa dette au pays; toute sa vie, un malheureux. Ces considérations doivent être présentes à l'esprit du clinicien qui, se trouvant en face d'un malade quelconque, arrivé à un âge quelconque, doit chercher à connaître ce que vaut ce malade.

On comprend donc l'importance du problème de l'alimentation dans la première enfance. En principe, comme l'a bien dit M. Pinard, «le lait de la mère appartient à l'enfant»; et «si l'on veut faire quelque chose qui soit puissamment efficace et fructueux, il est nécessaire, il est indispensable de faire tout d'abord ce que demandait la Convention, et ce qu'ont réalisé MM. Schneider au Creusot, il faut permettre à la mère de donner ce qu'elle possède.» (*Rapport* du professeur Pinard à l'Académie, juillet 1905.)

Mais si la mère ne peut absolument pas nourrir, il faut recourir immédiatement à l'alimentation artificielle, soit avec le lait stérilisé du commerce,—dont l'innocuité est quotidiennement démontrée par les résultats obtenus, à la Goutte de lait de Belleville, au dispensaire très habilement dirigé par M. le Dr Variot,—soit encore avec le lait de vache bien surveillé, fraîchement et proprement trait, sucré, plus ou moins étendu d'eau, puis stérilisé dans la famille, avec des appareils Sosclet, ou mieux encore avec l'appareil «la Tutélaire».

C'est ce dernier appareil qui est utilisé à cette «Goutte de lait» de Saint-Pol-sur-Mer, qui pourrait servir de modèle à toutes les institutions du même genre, à cause de la simplicité de son organisation.

Fondée, en 1902, par M. Georges Vancauwenberghe, maire de Saint-Pol-sur-Mer, à l'aide d'un subside de trente mille francs mis à sa disposition par un autre philanthrope, cette «Goutte de lait» a déjà rendu d'importants services:

elle a fait tomber la «maladie» des enfants de 0 à 1 an de 288 p. 1000 (c'était le chiffre de mortalité infantile le plus élevé de toute la France) à 51 p. 1000.

La consultation des nourrissons a lieu tous les dimanches matin, dans un local mis à la disposition de l'Oeuvre par la municipalité de Saint-Pol-sur-Mer: 120 enfants, en moyenne, sont présentés tous les dimanches.

Les mères arrivent par séries, et se réunissent dans une grande salle chauffée où elles déshabillent leurs enfants. Elles pénètrent successivement dans la salle de consultation. Chaque enfant est pesé, puis examiné par le médecin, qui compare le poids actuel à celui du dimanche précédent, l'inscrit sur la fiche individuelle du nourrisson, et fixe le régime pour la semaine qui va commencer. Toute mère reçoit, soit un important secours *en nature,* si l'enfant est nourri au sein,—car on fait tout ce qu'on peut pour favoriser l'allaitement maternel,—soit des biberons de lait *pasteurisé,* si l'enfant est à l'allaitement mixte ou artificiel.

Le lait est distribué tous les jours au local de l'Oeuvre. Chaque enfant à l'allaitement artificiel a un double jeu de biberons et de paniers, qui lui sont personnels. En venant chercher les biberons prescrits, la mère remet ceux que l'enfant a vidés la veille. Un seul homme suffit pour assurer tout le service.

Le lait est distribué gratuitement à tous les enfants indigents. Fourni à l'Oeuvre à son prix coûtant, il provient des étables du Sanatorium de Saint-Pol-sur-Mer, où aucune vache n'entre sans avoir été préalablement soumise à l'épreuve de la tuberculine.

Aussitôt reçu, il est pasteurisé suivant le procédé Coutant: c'est-à-dire que, dans le biberon même où la mère devra l'utiliser pour son enfant, le lait est porté à 75°, puis les flacons sont brusquement refroidis par immersion dans l'eau. Ce refroidissement brusque a été rendu possible par la contexture même du verre des flacons.

Le lait ainsi traité a perdu tous ses microbes pathogènes, et, à l'inverse du lait stérilisé à 110°, a conservé toutes ses propriétés digestives et nutritives.

Après la pasteurisation, les biberons restent plongés dans des bacs remplis d'eau froide, jusqu'à la livraison aux mères.

La pathologie infantile est relativement simple. Faut-il donc, comme on le propose de divers côtés, faire faire à tous les étudiants en médecine un stage dans les hôpitaux d'enfants, pour les initier aux mystères de cette pathologie? Remarquez que d'autres médecins demandent un stage spécial pour l'étude des «maladies» vénériennes et cutanées; d'autres encore un stage pour l'étude des «maladies» nerveuses, sans parler de ceux qui voudraient un stage pour les «maladies» des yeux, des organes génito-urinaires. Pourquoi pas un stage, aussi, pour celles des oreilles et du nez? et, à ce compte, combien de temps dureraient les études médicales? Tous ces stages successifs seraient excellents s'ils étaient praticables; mais ils auraient pour effet de restreindre plus que de raison le nombre des futurs médecins, et de remplacer la pléthore médicale actuelle par une anémie encore plus regrettable.

Non, ce qu'il faut apprendre à l'étudiant, c'est qu'il lui reste beaucoup *à apprendre*, c'est que toute sa vie de praticien ne sera pas trop longue pour savoir lire dans le grand livre de la nature. Mais il nous semble que, pour ce qui concerne en particulier la pathologie des enfants, un peu de bon sens, beaucoup de prudence, pas de médicaments, de la patience, suffisent pour faire de bonne thérapeutique infantile, quand, par ailleurs, on connaît les lois générales de la pathologie.

Sans être spécialiste pour les «maladies» d'enfants, je me rappelle avoir été appelé en consultation, en province, pour un enfant de six mois soigné par deux distingués confrères. Il avait, depuis cinq jours, une entérite aiguë avec fièvre, amaigrissement rapide. Pendant les trois quarts d'heure que dura mon enquête, je vis cet enfant passer successivement des bras de sa mère dans ceux de la nourrice *sèche*, puis dans ceux d'une tante affolée, le tout pour calmer les faibles cris qu'il avait encore la force de pousser. J'appris que ce manège durait depuis deux jours, que l'enfant avait pris du calomel, trois fois de grands lavages intestinaux, et qu'on l'alimentait toutes les heures, à grand'peine, avec du lait stérilisé! Je proposai simplement de mettre cet enfant dans son berceau et de l'y laisser, de lui appliquer sur le ventre un large cataplasme, de le laisser à la diète absolue pendant quatre heures puis de lui donner de l'eau panée, et de le laisser dormir si le sommeil pouvait venir. Le lendemain, la fièvre avait cessé, l'enfant avait dormi; j'autorisai alors, toutes les heures, le lait naturel, écrémé et coupé avec parties égales d'eau de riz; je conseillai de ne pas trop déranger l'enfant, de ne plus explorer son ventre. Le surlendemain, il prenait du lait écrémé pur, et j'appris qu'il avait retrouvé sa gaîté. Un sommeil prolongé mit fin à la grave alerte, et aussi à la «maladie», qui avait failli rendre Je pauvre enfant victime de soins trop empressés.

Dans d'autres cas d'entérite cholériforme, le grand secret de la thérapeutique consiste à savoir réchauffer les enfants, tout en les tenant à la diète absolue pendant six ou douze heures, puis au régime «avec restriction des liquides» pendant deux ou trois jours.

Avouons cependant que, parfois, les problèmes de pathologie infantile sont très difficiles à résoudre. J'ai parlé plus haut de cet enfant qui ne supportait aucun lait de femme, pris en n'importe quelle quantité. D'autres fois, les enfants s'empoisonnent avec le lait même de leur mère. C'est, tout simplement, parce qu'ils en prennent trop à la fois; mais il faut quelquefois chercher longtemps pour trouver cette cause si simple. On ne se figure pas le nombre d'enfants qui ont des indigestions chroniques, parce qu'ils ne sont pas rationnés, surtout quand ils sont nourris par de plantureuses mercenaires qu'on ne sait comment tonifier, dans la pensée de donner plus de forces au précieux rejeton.

Dans certains cas, même, le diagnostic des «maladies» des enfants est tellement difficile que les spécialistes se déclarent incompétents. Que d'erreurs de diagnostic commises à propos des méningites! Et comment aussi interpréter le cas suivant? Sans cause connue, un enfant d'un an, bien élevé au sein maternel, éprouve un malaise insolite, devient grognon, refuse de prendre le sein, a de la fièvre. Les jours suivants, la fièvre augmente, une pâleur inquiétante s'étend sur la face, un amaigrissement rapide préoccupe à juste titre tout l'entourage; puis, au bout de quelques jours, sans qu'on ait rien fait que de laisser l'enfant bien tranquille, l'appétit revient peu à peu, la fièvre diminue, et tout rentre dans l'ordre. Divers confrères appelés en consultation n'ont pas pu étiqueter cette «maladie», ni se prononcer sur son issue; mais, tous ayant eu le bon esprit de ne pas aggraver la situation par une médication intempestive, tout s'est terminé pour le mieux, et l'enfant a gardé son secret.

La faute de ces insuffisances et de ces erreurs de diagnostic n'est pas aux médecins, mais aux difficultés des problèmes cliniques. En les dénonçant, nous ne voulons nullement dénoncer la faillite de la science: bien au contraire, ce que nous voulons dire, c'est qu'en thérapeutique infantile il faut avant tout de la sagacité, et que, dans certains cas, il faut que le médecin sache reconnaître son incompétence.

Dans d'autres cas, d'ailleurs, la science prend une revanche éclatante, et c'est alors que le médecin est en droit de se féliciter d'avoir fait de bonnes études de pathologie générale.

Voyez, par exemple, cet enfant né à terme, et qui vient bien pendant les six premières semaines; puis voici que, tout en continuant à prendre ardemment le sein, sans avoir ni diarrhée, ni vomissements, son poids cesse d'augmenter; il diminue de 200, de 300 grammes en quelques jours. Qu'est-ce à dire? Mais c'est que l'enfant est un hérédo-syphilitique. Le traitement mercuriel, sous forme de liqueur de Van Swieten, de frictions mercurielles, ou mieux encore d'injections de sublimé à la dose de 3 à 5 milligrammes par jour, fait merveille et rétablit entièrement cet enfant.

Nous avons dit plus haut combien souvent la méningite, qu'on croit tuberculeuse, et qui survient de deux à cinq ans, est d'origine syphilitique. Déjà en 1872, quand nous faisions nos études à Montpellier, le regretté professeur Fonsagrives nous disait qu'il avait sauvé beaucoup d'enfants, atteints de méningite tuberculeuse, en leur donnant de l'iodure de potassium. C'est, sans doute, qu'il s'agissait de méningites syphilitiques. Mais pour formuler un diagnostic de méningite syphilitique, pour dépister l'hérédo-syphilis, soit par l'examen de l'enfant, soit par une enquête sur les parents, ne faut-il pas que le médecin ait beaucoup travaillé, beaucoup vu et beaucoup retenu? Son rôle n'est donc pas inutile, et si, le plus souvent, il doit se contenter de faire de l'expectation armée, il peut, dans beaucoup de cas, rendre aux enfants malades des services inappréciables.

Que dire d'un bain chaud donné, en temps utile, à un enfant atteint de pneumonie; de l'immersion alternative dans l'eau chaude et dans l'eau froide d'un enfant nouveau-né atteint de congestion pulmonaire, sinon que, dans certaines circonstances, le médecin opère ainsi de véritables résurrections?

Encore une fois, nous ne voulons ni rabaisser le rôle social du médecin, bien au contraire, ni introduire dans l'esprit des jeunes confrères un scepticisme infécond: ce que nous voulons, c'est leur dire qu'il ne faut pas se spécialiser dans l'étude de la pathologie infantile, et que, pour bien soigner un enfant, il faut savoir beaucoup, mais surtout qu'il faut souvent savoir s'abstenir.

En résumé, la pathologie de l'enfance, tout en étant compliquée, comme tout ce qui touche au problème de la vie, nous semble être relativement simple, l'enfant n'étant, pour ainsi dire, «qu'un tube digestif percé aux deux bouts».

Plus nous allons voir l'être humain avancer dans sa carrière, plus vont devenir nombreux et compliqués les problèmes de la vie. Le système nerveux ne va pas tarder à entrer en scène, les mille et une conditions défavorables qu'impose à l'homme le milieu cosmique vont imprimer à son capital biologique des dépenses qu'on ne peut certainement pas évaluer mathématiquement, mais qui se traduiront par une diminution de sa valeur. La vie ne va être de plus en plus qu'une série d'oscillations, de luttes entre la tendance à «persévérer dans l'être» et les causes de destruction de l'être vivant; bref, un état d'équilibre instable, la santé n'étant qu'un bel accident passager.

CHAPITRE VII

DU SEVRAGE A LA PUBERTÉ

Il est logique d'introduire une subdivision dans ce chapitre, et d'étudier d'abord l'enfant de deux à sept ans, d'autant que, à cette période de la vie, il n'y a pas à tenir compte de la différence des sexes.

I

Pendant cette période, la nutrition a son activité maximum, l'enfant améliore son capital, accumule les réserves; mais il faut bien savoir qu'il a aussi des dépenses colossales. Combien d'influx nerveux doit être dépensé pour faire connaissance avec le monde extérieur, pour apprendre le sens des mots, la notion des distances, etc.! On est effrayé en pensant au travail cérébral que supposent ces acquisitions.

De là ce grand principe, qu'il faut éviter à l'enfant toute fuite nerveuse inutile. Il faut presque se borner à le faire «boire, manger, dormir; manger, dormir et boire». Il faut avant tout, que l'enfant de cet âge dorme beaucoup. En aucun cas, on ne devrait le réveiller. Pour démontrer combien peu d'enfants ont leur dose *optima* de sommeil, prenez au hasard un enfant de cinq ans, laissez-le, un premier jour, dormir à volonté; il s'octroiera douze heures de sommeil. Le lendemain, il se réveillera après onze heures, le surlendemain et les jours suivants après dix heures. C'est donc que, au moment précis où l'expérience a commencé, il avait un arriéré de besoin de sommeil.

Quant au problème de l'alimentation, il est relativement simple, et l'expérience des mères de famille répond à la plupart des indications. L'enfant doit manger quatre fois par jour; mais, en général, il mange trop vite. Les parents devraient, pour leur usage personnel et pour le bien de leurs enfants, se rappeler qu'il existe des glandes salivaires sécrétant, chez l'homme adulte, 1 500 grammes de salive par jour, et que, si une bonne digestion commence dans la cuisine, elle se continue dans la bouche.

En réalité, cet âge de la vie est celui où il y a le moins d'influences nocives; et un peu de surveillance suffit pour que l'enfant se porte bien.

Les «maladies» accidentelles elles-mêmes évoluent, en général, d'une façon bénigne, quand elles ne sont pas troublées par une thérapeutique incendiaire. De là la faible mortalité afférente à l'âge que nous étudions, dénoncée par les tables qui servent de base aux calculs des Compagnies d'assurances sur la vie.

Quand l'enfant subit un choc accidentel quelconque, scarlatine, rougeole, angine, il se rétablit avec une rapidité contrastant avec la lenteur de la convalescence chez l'adulte, et encore bien plus chez le vieillard. Voyez, par exemple, une angine herpétique! Elle occasionne chez l'enfant de tumultueux symptômes: de la fièvre, du délire; mais, au bout de quatre jours, tout rentre dans l'ordre, et, quatre jours après, l'enfant paraît aussi bien portant qu'avant. Chez l'adulte, au contraire, le même nombre de points d'herpès sur la gorge provoque un état maladif moins tumultueux, mais qui se termine par une convalescence de quinze jours à un mois, pendant laquelle il a besoin de soins, ou tout au moins d'un repos, qui ne sont nullement nécessaires à l'enfant convalescent, doué de plus d'élasticité.

A partir de sept ans s'esquisse, chez certains enfants, une différenciation qui ira s'accusant d'année en année. Un oeil attentif va percevoir si l'enfant appartient au type *musculaire* ou au type *cérébral*. Le *musculaire* est cet enfant actif, aimant à jouer, turbulent, ne parvenant pas à fixer son intention pour un quart d'heure de suite, n'ayant, par conséquent, aucun goût pour l'étude telle qu'elle lui est imposée. Le *cérébral* est l'enfant réfléchi, n'aimant pas les jeux bruyants, et dont l'esprit est en avance notable sur celui des enfants de son âge. A chacun de ces deux enfants conviendrait une éducation différente; malheureusement, les nécessités sociales les soumettent, l'un et l'autre, à la même discipline pédagogique,—bien comprise, il faut l'avouer, pour les individus moyens. Mais si, pour ces enfants moyens, le système pédagogique actuellement en vigueur s'approche autant que possible de la perfection, il faut bien dire qu'il convient moins aux types extrêmes que nous venons de mentionner. Le petit *musculaire*, condamné à de longues heures d'étude, s'agite, s'inquiète, devient de plus en plus dissipé, et ne tarde pas à entrer dans la catégorie des enfants dits «paresseux». Sa santé physique peut ne pas souffrir outre mesure du régime compressif auquel il est soumis; il grandit, se porte bien en apparence; mais son cerveau est, pour ainsi dire, faussé, et ne donnera qu'un rendement inférieur. Chez le petit *cérébral*, au contraire, l'éducation moyenne peut amener des troubles de la santé physique: les récréations bruyantes et agitées, imposées après les repas, les longues promenades hebdomadaires, l'insuffisance du sommeil, une alimentation mal adaptée à son tube digestif, très vulnérable le plus souvent, le fatiguent à la longue; et, d'un enfant qui aurait pu donner les plus belles espérances, la pédagogie officielle fait un être malingre, nerveux, à terreurs nocturnes, en un mot un malade.

Faut-il donc préconiser l'éducation individuelle? Oui, dans les cas extrêmes et dans des circonstances exceptionnelles.

Une autre classe d'enfants chez lesquels l'éducation collective et le surmenage cérébral imposé par nos programmes amènent les plus fâcheuses conséquences, pour le présent et pour l'avenir, c'est celle des enfants que l'hérédité n'a pas préparés au travail cérébral. Tels ces fils de cultivateurs qui ont une longue hérédité terrienne, et que leur intelligence hâtive semble désigner comme particulièrement aptes aux études supérieures. Ce sont, quelquefois, de très brillants élèves; ils arrivent aux écoles supérieures: mais ils y arrivent malades, et seront malades toute leur vie.

De l'âge de sept ans à celui de la puberté, les «maladies» accidentelles sont presque inévitables, à cause de la promiscuité des enfants dans les écoles; mais elles sont, en général, de peu de gravité. Ce ne sont pas elles qui diminuent sensiblement le capital biologique individuel. Les fautes commises contre l'hygiène alimentaire sont d'une bien plus grande importance.

Combien on voit, notamment, de «maladies» aiguës qui ressemblent plus ou moins à la fièvre typhoïde, et qui sont dues à des indigestions! En général, l'hygiène alimentaire de l'enfant n'est pas assez surveillée. Les enfants mangent trop vite, comme nous l'avons dit plus haut; et, très souvent, ils mangent trop, précisément parce qu'ils mangent trop vite, la sensation de faim n'étant pas calmée par l'introduction brusque, dans l'estomac, d'une masse alimentaire mal élaborée. D'autre part, de trop nombreux parents, oubliant que ce n'est pas ce qu'on mange qui profite, mais ce qu'on assimile, se figurent qu'il faut que l'enfant mange beaucoup pour se donner des forces; et ce préjugé amène chez l'enfant des intoxications chroniques qui retentissent sur son système nerveux, sur sa croissance, jusqu'au moment où l'estomac surmené commence à protester. A partir de ce moment, le cercle vicieux est établi, et, si un régime alimentaire bien compris n'est pas institué, l'enfant devient un malade, et restera malade indéfiniment. C'est ce que M. le Dr Laumonier a très bien exposé dans un article du *Correspondant médical* de 1905:

Voici des enfants qui sont, en apparence, bien portants; ils mangent beaucoup, sont gros et gras, et bien que leur sommeil ne soit pas toujours aussi calme qu'il faudrait, pourtant on ne peut, à première vue, les accuser d'aucun trouble évident. Cependant, certains soirs principalement, ils se montrent tantôt plus énervés que d'habitude, tantôt plus abattus au contraire, et si, à ce moment, on prend leur température rectale, on constate 38° C, 38°5, parfois même 39° et au delà. Cet accès fébrile est d'ailleurs passager; le lendemain, il n'y paraît plus. On ne lui attribue généralement aucune importance, et les parents se gardent bien, pour si peu de chose, de faire appeler le médecin; ils ont tort, car cette fièvre digestive est le symptôme de troubles fonctionnels d'assez grande importance, et qu'il est en conséquence nécessaire de soigner dès le début.

Ces enfants, en effet, ne restent pas toujours gras et de belle apparence: peu à peu leur appétit, qui faisait l'admiration de leurs parents, fléchit; et aussitôt l'embonpoint et les belles couleurs disparaissent. Ils finissent ainsi par se transformer en enfants chétifs, maigres, pâles, ayant mauvaise haleine, présentant des alternatives de constipation et de diarrhée, souffrant parfois de douleurs stomacales vives; en un mot ce sont maintenant de véritables dyspeptiques.

Or, cette dyspepsie n'est que l'aboutissant fonctionnel extrême, pour ainsi dire, de troubles longtemps existants et dont les accès légers de fièvre digestive ont été l'un des premiers et des plus caractéristiques symptômes. Il suffit, pour s'en convaincre, de suivre avec quelque attention l'évolution progressive des phénomènes.

Très souvent, les enfants qui manifestent ces accès fébriles ont été, pendant leur première enfance, mal nourris, sinon comme qualité du lait, au moins comme quantité; en d'autres termes, leur ration a été trop copieuse. Puis, après le sevrage, ils ont été mis rapidement à la nourriture commune de la famille; ils ont mangé de tout, et trop; parfois aussi on leur a laissé prendre l'habitude de boire du vin, du café. Peu à peu, ainsi, ils sont devenus polyphages et polydipsiques.

C'est une grosse erreur de croire que l'enfant,—pas plus que l'homme, du reste—ne mange qu'à sa faim; toujours, ou presque toujours, à ce point de vue, la limite est dépassée. La quantité d'aliments ingérés est beaucoup plus une affaire d'habitude que de besoin réel, comme le prouvent manifestement les résultats du traitement imposé à ces petits malades. Quoi qu'il en soit, le fait est qu'ils mangent trop, dépassent ainsi les limites du pouvoir digestif de l'estomac, dans lequel les aliments, étant insuffisamment élaborés par les sécrétions digestives, stagnent et donnent lieu à des fermentations anormales. D'où, d'une part, l'insuffisance et l'épuisement des glandes gastriques, la dilatation et l'atonie stomacales, et, d'autre part, la production des substances toxiques qui, résorbées, entraînent l'auto-intoxication et l'élévation thermique qui en est la conséquence. Notons d'ailleurs,—et c'est là un point essentiel,—que la fièvre digestive peut se produire et se produit ordinairement avant que l'épuisement glandulaire et l'atonie ou l'ectasie gastriques soient complètement réalisés; elle coexiste plutôt à la phase de polyphagie et constitue un signe prodromique, avertissant que la limite digestive est dépassée, que l'estomac commence à se fatiguer, que l'auto-intoxication d'origine digestive est déjà manifeste.

Il est inutile d'insister ici sur les signes physiques divers de cet état, gros ventre, clapotage ou ectasie gastrique, gros foie... etc., ils sont bien connus et faciles à mettre en évidence; d'autres signes, plus incertains, dyspnée, terreurs nocturnes, manifestations cutanées, peuvent exister aussi, qui complètent la signification des premiers. Passons donc et arrivons au traitement.

La première indication est de réduire la ration alimentaire à ce qui est strictement nécessaire à l'enfant, suivant l'âge, le sexe, le poids, la taille, et de composer cette ration d'aliments faciles à digérer, fournissant le minimum de fermentation, tels que lait, oeufs, pain grillé, viande crue, purée de légumes.

Sans en arriver au régime sec, qui a beaucoup d'inconvénients, on réduira cependant le plus possible la quantité de la boisson, constituée par de l'eau pure de bonne qualité ou des tisanes chaudes. Enfin, en outre des mesures hygiéniques générales, on assurera la liberté du ventre par des habitudes régulières ou à l'aide de quelques lavements tièdes, mais sans en abuser.

DE LA PUBERTÉ A L'AGE ADULTE

I.—CHEZ LA FILLE

Chez la petite fille, l'apparition des règles constitue un moment solennel dans l'existence. La plupart des mères de famille le savent, s'en inquiètent, mais ne connaissent pas les précautions à prendre. Ces précautions consistent à supprimer plus que jamais les fuites nerveuses. Ainsi, il convient alors de diminuer le travail cérébral, le travail musculaire, d'éviter à l'enfant les émotions, de la mettre à l'abri de toutes les influences qui, par action réflexe, retentissent sur son système nerveux (indigestions, coups de froid).

Pendant les premières périodes menstruelles, le repos presque absolu au lit s'imposerait, si les règles étaient douloureuses ou trop abondantes; et un repos relatif s'impose même quand elles sont correctes. Ce qu'il faut bien savoir, c'est que l'anémie qui accompagne, en général, cette période de la vie n'est justiciable ni du fer, ni du quinquina, ni de la suralimentation; ce qu'il faut pour la combattre, ce sont les précautions citées plus haut, et, par intervalles, quelques injections de cacodylate de soude, ou mieux, de cacodylate de magnésie. C'est là un des rares médicaments capables de rendre des services, à la condition formelle qu'il ne soit pris ni par l'estomac ni par l'intestin.

Une fois la menstruation établie, il ne faut pas s'inquiéter outre mesure si, pendant les premières années, les règles ne viennent pas à époques fixes, et il faut se déclarer satisfait si elles ne sont ni douloureuses, ni trop abondantes.

Plus tard, vers l'âge de dix-huit ans, il est fréquent de voir la santé des jeunes filles subir un assaut considérable, qui se traduit par de la chloro-anémie, avec état nerveux, suppression des règles, troubles dyspeptiques, constipation, etc.

Les causes en sont multiples. Chez la jeune ouvrière, c'est, le plus souvent, le surmenage physique, la vie anti-hygiénique des ateliers, l'accumulation des privations. Dans d'autre milieux, c'est le fait du surmenage intellectuel pour l'obtention des brevets. Mais, plus souvent encore, ce sont les causes morales qui portent atteinte au système nerveux. C'est une vocation contrariée, une suite continue de petits malentendus avec la famille, avec la mère en particulier. La mère, ne se décidant pas à s'apercevoir que sa fille grandit, continue à vouloir exercer sur elle une autorité despotique, contre laquelle l'enfant se cabre en vain pendant de long mois, et dont elle souffre de jour en jour davantage.

Dans d'autres cas, enfin, c'est une passion contrariée, un mariage désiré qui se trouve rendu impossible par la volonté intransigeante des parents, ou par des circonstances indépendantes de toute volonté ou même c'est un vague et obscur besoin du mariage: pour suivre, en somme, les lois de la nature, et donner satisfaction à cette sorte d'instinct de la maternité qui se rencontre chez la femme depuis son plus jeune âge, et se traduit, dans la première enfance, par le besoin de la poupée.

Quelle que soit la cause, le mal se prépare sourdement; puis, un jour, la «maladie» éclate, souvent à la suite d'une affection aiguë qui contribue à faire tomber brusquement la force de résistance du système nerveux.

Si variés que soient les symptômes par lesquels le mal se traduit, la thérapeutique doit être la même. Elle consiste à ne pas aggraver la «maladie» par une médicamentation intempestive; ce ne sont ni les pilules de fer, ni le drap mouillé, ni la douche froide qui pourront faire du bien à une jeune fille ainsi atteinte, ni même la suralimentation, malgré l'anémie évidente. Non: ce qu'il faut, c'est chercher la cause de la «maladie», et la supprimer ou l'amoindrir autant que possible.

Quand c'est le surmenage physique, le repos absolu s'impose, et la jeune malade arrive très vite à la guérison. Quand le surmenage physique n'est pas la seule cause à invoquer, rien n'est plus difficile que de doser le repos et l'exercice. Le plus souvent, le repos relatif est de rigueur. Dans d'autres cas, au contraire, chez les musculaires en particulier, un exercice modéré, et même poussé assez loin, peut produire d'excellents effets. Le médecin, appelé à se prononcer sur l'opportunité de ce moyen thérapeutique, basera son jugement sur les résultats de l'enquête qu'il fera au sujet du passé de la malade, et il aura le droit de procéder par tâtonnements. J'ajouterai que, dans les cas graves où le repos absolu s'impose d'abord, rien n'est plus difficile que de doser l'exercice dès que la malade est capable de le supporter, mais le principe est de rester en deçà de ce que la malade peut donner.

Quand la «maladie» de la jeune fille est due au milieu familial, le remède essentiel est de le lui faire quitter. Malheureusement, on attend souvent trop longtemps pour prendre ce parti radical; on attend que la vie soit devenue impossible, que la jeune fille ait perdu le sommeil, les forces, l'appétit, et soit dans un état d'excitation inquiétant. On l'isole alors dans une maison de santé ou d'hydrothérapie, où on lui impose le plus souvent, à notre avis, une séquestration trop radicale. Car la priver de toute visite, de toute correspondance, la soumettre à une discipline d'une sévérité exagérée, nous semble vraiment excessif. L'enfant se révolte, et ne tire de la cure d'isolement qu'un bénéfice relativement restreint. Elle prend sur elle pour simuler la guérison, et pour échapper à la tutelle des médecins; elle sort avec les apparences de la santé; mais elle n'est pas guérie, et, comme elle retombe dans le milieu familial hostile, la «maladie» ne tarde pas à renaître de ses cendres, jusqu'au jour où une circonstance quelconque amène enfin un changement de vie radical, qui la guérit.

Le mieux ne serait-il pas, quand c'est possible, d'éloigner l'enfant, de temps à autre, du milieu familial, dès qu'on s'aperçoit que c'est lui qui est l'ennemi, en la confiant soit à une parente intelligente, soit même à une garde bien choisie, jusqu'au moment où on trouvera à la marier, chose qu'il ne faudra faire qu'après mûre réflexion, mais qui, dans bien des cas, est le remède par excellence? Pendant les absences de la jeune fille, l'état nerveux du milieu familial lui-même se calme, ce qui rend la vie commune acceptable par intermittences. Loin de nous, cependant, l'idée de porter atteinte à l'esprit de famille en proposant pareille mesure; nous ne la considérons que comme exceptionnelle et comme un pis-aller, préférable souvent à la maison de santé, et, en définitive, moins onéreuse.

Chez les gens peu fortunés, on n'a pas la ressource de la séparation, même momentanée. Heureusement, chez eux, les contacts entre parents et enfants ne sont pas incessants. La jeune fille a toujours une certaine indépendance; elle n'est pas soumise à une tyrannie de tous les instants. En outre, son système nerveux est moins vulnérable, de sorte que l'influence néfaste du milieu familial est rarement une cause de «maladie». Nous connaissons cependant de jeunes ouvrières dont la santé a fini par sombrer, du fait du milieu dans lequel elles étaient condamnées à vivre: père alcoolique, qui les battait au retour de l'atelier, mère ou belle-mère acariâtre, frère débauché, etc. La pauvre victime résiste tant qu'elle peut, jusqu'au jour où elle quitte avec éclat la maison paternelle, à moins que, victime résignée, elle ne voie peu à peu s'effriter son capital nerveux. Elle devient ainsi une proie toute désignée pour la tuberculose, qui met fin à ses misères; souvent aussi sa déchéance se traduit par l'apparition de la folie, et l'asile d'aliénés lui ouvre ses portes.

D'autres fois, avons-nous dit, c'est une vocation contrariée qui met la jeune fille en état de «maladie». Il n'y a pas à se le dissimuler, quelle que soit l'opinion que l'on puisse avoir sur la légitimité des vocations religieuses, lorsqu'une vocation est sincère, toutes les entraves qu'on lui apportera ne serviront de rien. La jeune fille souffrira, deviendra de plus en plus malade, et force sera un jour de céder. Nous avons suivi plusieurs de ces drames intimes et ignorés, qui torturent même les familles chrétiennes; et le résultat final a toujours été le même: la jeune fille a retrouvé la santé dès qu'elle a eu gain de cause.

Exemple. Une jeune fille de vingt-deux ans luttait respectueusement, depuis trois ans, contre sa famille, pour obtenir l'autorisation d'entrer au Carmel.

Elle en était arrivée à un degré avancé de «maladie», restant des huit et quinze jours sans garde-robe, malgré l'hygiène intestinale la plus soignée, ne pouvant plus lire ni supporter une conversation; elle maigrissait à vue d'oeil, et ne pouvait plus quitter son lit, tant les forces physiques étaient diminuées. Gravement préoccupé de l'issue de cette «maladie», dont je connaissais la cause, je crus remplir mon rôle de médecin en m'instituant l'avocat de la malade. Or, dès qu'elle eut obtenu l'autorisation sollicitée depuis si longtemps,—et que, par parenthèse, elle avait cessé de demander depuis un an, pour ne pas torturer sa famille,—nous vîmes la santé revenir avec une rapidité prodigieuse. Tous les organes inhibés se remirent à fonctionner, et, un mois après, la jeune fille entrait au Carmel. Quelle ne fut pas notre stupéfaction d'apprendre que, le troisième jour, elle lavait les escaliers à grande eau, pleine d'énergie et de bonne humeur!

Quelque respectueux que l'on doive être de l'autorité des parents, il faut que cette autorité sache s'effacer devant la volonté ferme, réfléchie, bien arrêtée d'une jeune fille; la justice le demande, et ajoutons que l'intérêt l'exige.

Les mêmes considérations s'appliquent au cas où une jeune fille veut, envers et contre tous, épouser le jeune homme de son choix. Certes, neuf fois sur dix, elle ferait mieux de suivre l'avis de ses parents, qui ont l'expérience de la vie. Mais l'expérience est semblable à un habit fait sur mesure, et qui ne va bien qu'à celui pour lequel il est fait. Aussi, lorsque, malgré les sages raisonnements, la jeune fille s'obstine et s'entête, estimons-nous qu'il faut lui céder après un délai raisonnable. On doit haïr la persécution, de quelque part qu'elle vienne.

Dans d'autres cas, avons-nous dit encore, la jeune fille est victime de son tempérament, qui ne trouve pas dans les joies de la famille une satisfaction suffisante: elle éprouve le *besoin* de se marier. C'est alors aux parents à l'aider dans son choix, car cet état d'âme peut amener la «maladie».

Mais, dans tous les cas, la jeune fille malade doit, avant de se marier, subir un traitement médical; car elle n'a pas le droit de se marier en état de «maladie». Le mariage, le plus souvent, ne la guérirait pas. Or il faut bien savoir que, au début de la vie conjugale surtout, elle n'a pas le droit d'être malade. C'est donc une raison de plus pour la soigner avant le mariage. En général, d'ailleurs, cette cure est des plus simples: la cause de la «maladie» ayant disparu, et le capital biologique n'étant pas encore gravement entamé, le rôle de la thérapeutique se réduit à peu de chose.

II.—CHEZ LE GARÇON

Chez le jeune garçon, de la puberté à l'âge adulte, les influences capables d'amener la «maladie» sont également multiples. Signalons, parmi les principales :

I. Le surmenage scolaire;

II. L'abus des sports;

III. Les déviations de l'hygiène sexuelle (habitudes solitaires et prématuration).

I. Que faut-il penser du surmenage scolaire, dont on a fait si grand bruit il y a quelques années? Les brillantes discussions de l'Académie de médecine n'ont pas empêché les programmes de se surcharger d'année en année; et ils se surchargeront encore davantage, cela est inévitable, c'est la loi même du progrès; vouloir aller contre, c'est vouloir remonter le courant. Mais, à la vérité, ce soi-disant surmenage ne nous effraie pas outre mesure, car il faut compter: 1° avec les nouvelles méthodes d'enseignement, supérieures à celles d'autrefois; 2° avec une adaptation du cerveau des générations actuelles et futures à un travail cérébral plus considérable. N'est-ce pas ce manque d'adaptation qui rend si dangereux le travail cérébral chez les «déracinés» dont nous avons dit un mot au chapitre précédent?

Est-ce à dire que tout soit pour le mieux dans le meilleur des systèmes pédagogiques? Non. Le jeune homme ne travaille pas trop, mais il travaille mal, il n'a pas le respect du temps. En outre, il ne dort pas assez, et on n'a pas assez le respect de son sommeil: du sommeil qui dompte tout, suivant la forte expression d'Homère.

Un groupe de médecins anglais vient de commencer une campagne de presse pour obtenir que l'élève des collèges anglais puisse dormir plus longtemps. Ils avaient été précédés dans cette voie par le Dr Chaillou[5], directeur de l'hygiène d'un grand établissement d'instruction, qui dès 1903, a eu l'idée excellente d'installer, dans le pensionnat, ce qu'il appelle une «chambre des dormeurs». Là, les jeunes gens fatigués momentanément vont, tout simplement, se reposer suivant leurs besoins; et jamais ils n'abusent de la permission. Il est vrai de dire que ce sont de grands jeunes gens, candidats aux écoles, et que l'intelligente discipline générale de la maison est de nature à prévenir tout abus.

Note 5: (retour) *Hygiène, exercices physiques, et services médicaux dans un grand collège moderne*, par le Dr Chaillou, attaché à l'Institut Pasteur. Paris 1903.

II. *Abus des sports.*—Si pour l'homme sain l'exercice est nécessaire à la santé, cet exercice, lorsqu'il est poussé à un degré excessif, devient un facteur important de «maladie».

L'exercice, quand il est méthodique, bien gradué, peut être poussé très loin sans provoquer d'accidents; c'est ainsi que, chez les professionnels des cirques, la santé se maintient excellente, comme j'ai pu m'en rendre compte par une enquête faite chez Barnum. Le médecin attaché à la troupe de Barnum jouirait d'une véritable sinécure, s'il n'avait pas à compter avec les accidents d'ordre chirurgical.

Mais, remarquons-le, les hommes du cirque sont *sélectionnés*, ce sont des professionnels: ils ne font pas autre chose que des tours de force; toute leur activité, physique, intellectuelle, est concentrée sur ces questions d'exercice musculaire.

Ajoutons que l'exercice est savamment gradué par des gens du métier, qui savent par expérience ce que c'est que l'entraînement; disons enfin que les gens des cirques observent une sage hygiène; ils savent que tous les écarts se payent, et ils sont, à tous égards, d'une sobriété exemplaire.

Tout autres sont les conditions dans lesquelles se trouve l'homme du monde qui fait du sport. Parfois il a une profession; c'est donc sur les loisirs qu'elle lui laisse, et souvent sur son sommeil, qu'il prend le temps de faire les exercices qui le passionnent; quand il n'a pas de profession, il est rare qu'il ait la modération exemplaire signalée plus haut, et, alors, il ne dépense pas son influx nerveux qu'en exercice physique.

Mais, dans tous les cas, le principal ennemi du sportsman, c'est le *sport*, c'est-à-dire l'émulation qui existe presque fatalement entre ceux qui s'occupent avec passion d'exercices physiques, et qui fait que chacun d'eux veut devancer son voisin.

Le bicycliste isolé risquerait rarement d'arriver au surmenage; ce qui le fatigue, c'est de voyager en compagnie d'autres camarades, à cause de l'excitation qui se communique des uns aux autres, et qui les porte tous à donner plus qu'ils ne peuvent. L'escrime, souvent, n'aurait pas sa raison d'être, sans le désir de l'emporter sur ses partenaires; de là le danger spécial de cet exercice. Si l'on veut bien se rappeler qu'il est pris, en général, dans un air confiné, qu'il exige une dépense considérable d'influx nerveux, une tension permanente de l'esprit, un excès de rapidité dans les mouvements, on comprendra que c'est plus un exercice cérébral qu'un exercice musculaire, et que les gens qui croient se reposer du travail cérébral en faisant de l'escrime sont bien vite détrompés. Le sage est celui qui, désirant se reposer du travail cérébral par l'exercice, s'attache aux exercices qui ne demandent pas d'attention, aux exercices automatiques dans lesquels la moelle seule intervient; marcher, ou mieux encore courir suivant les bons principes, scier du bois, tourner une roue de pompe, labourer, ramer, etc.

L'automobilisme «tient le record» parmi les exercices qui épuisent le système nerveux; nous ne parlons pas, bien entendu, des hommes qui se servent de l'automobile comme d'un moyen de locomotion, mais de ceux qui en font un moyen de distraction. Quelques-uns arrivent à une mentalité toute spéciale, à un état de folie qui n'a pas encore reçu de nom, et qu'on pourrait appeler la folie de la vitesse: quand ils sont sur leur machine, ils ne voient que le ruban de route qui se déroule devant eux, le reste de la terre a cessé d'exister. Ils ne voient point, ils n'entendent point: ce sont des mangeurs de kilomètres, ce ne sont plus des hommes. Et, chose curieuse, l'automobiliste n'a pas besoin d'émulation, il se suggestionne lui-même, et devient le propre artisan de son délire.

Mais les dangers des sports deviennent encore plus considérables quand ils sont pratiqués par des organismes en voie de formation, par des jeunes gens, par des écoliers. Or, il y a quelques années, avait soufflé un vent, venu d'Angleterre, qui avait véritablement tourné la tête à certains hommes s'occupant des problèmes de pédagogie,—ou plutôt qui avait affolé l'opinion publique, et les pédagogues subissaient le courant. Ce qu'il y a de certain, c'est qu'on ne parlait plus, dans les établissements scolaires, que de sports et de gymnastique. La culture intellectuelle paraissait devoir être mise au second plan. Mais on n'a pas tardé à voir qu'il y avait abus. Les excellents travaux du Dr Lagrange et du Dr Legendre, l'intervention des médecins dans la *Ligue des Pères de Famille*, ont mis un frein à cet engouement, qu'on ne rencontre plus que dans quelques institutions où l'on s'obstine à imiter l'éducation anglaise, sans se rappeler que nos petits Français ne sont pas des Anglo-Saxons. Je me demande d'ailleurs si les petits Anglo-Saxons eux-mêmes de l'âge de douze et treize ans se trouveraient bien de faire des courses de 4 et 5 kilomètres au pas gymnastique, sans progression et sans entraînement préalable, comme je sais qu'on en impose aux enfants dans les institutions dont je parle.

III. *Déviations de l'hygiène sexuelle.*—Tous les pédagogues et tous les pères de famille soucieux de l'avenir de leurs enfants sont, à juste titre, préoccupés de l'important problème de l'éducation sexuelle; mais tous sont loin de le résoudre dans le même sens. Les uns estiment qu'il ne faut rien dire aux enfants, ni même aux jeunes gens; les autres, qu'il faut au contraire aborder le redoutable problème en face, et le plus tôt possible. La vérité, comme en bien d'autres circonstances, se trouve entre ces deux extrêmes.

Il est bien certain qu'il faut que, à un moment donné, le jeune homme soit averti des dangers qu'il court en s'abandonnant à des aberrations de l'instinct génésique, ou encore à l'usage prématuré des fonctions sexuelles, et qu'il faut aussi qu'il connaisse de bonne heure le péril vénérien. Mais quels moyens employer pour l'instruire? Est-ce au père de famille que revient ce rôle éducateur? Oui, s'il a suffisamment gagné la confiance de ses enfants, et s'il se sent capable de cette mission délicate; dans d'autres cas, c'est au médecin de la famille que doit être dévolu ce soin; et, dans les pensions, lycées, institutions, c'est encore au médecin de la maison, et, dans une certaine mesure, à ceux des professeurs qui vivent le plus avec les élèves.

Convient-il de donner à ceux-ci un enseignement collectif? La tentative a été faite, récemment, dans plusieurs lycées de Paris. Il faut avouer qu'elle est ardue, mais les bons résultats ont dépassé toute attente. Cependant je suis avec M. l'abbé Fonsagrives partisan plutôt de l'enseignement individuel, compris dans un sens libéral, sous forme de causerie du professeur avec un petit nombre d'élèves.

Jusqu'au moment où il est raisonnable d'aborder devant les enfants ces délicats problèmes, le rôle de l'éducateur doit se borner à exercer autour d'eux une surveillance assidue, et à retarder le plus possible l'éclosion de l'instinct sexuel. Pour ce faire, il faut imposer à l'enfant de la fatigue physique, la pousser au maximum de la *tolérance*, dussent les études en souffrir momentanément. C'est de la bonne économie, sans cependant qu'on doive verser dans cet abus des sports que nous avons dénoncé plus haut. Ici se retrouve, comme dans tous les problèmes de l'hygiène, cette question de dosage, de mesure, qui comporte un nombre indéfini de solutions, d'après la variété des cas individuels.

Les dangers que court l'enfant en s'abandonnant à des aberrations de l'instinct sexuel sont moins grands que ne l'a dit Tissot, mais ils sont néanmoins considérables, et le capital nerveux de l'enfant est vite entamé par les habitudes vicieuses. De là ces formes vagues de neurasthénie avec difficulté pour le travail, timidité maladive, manque de confiance en soi, céphalée, traits tirés, yeux cernés, amaigrissement, amoindrissement de la valeur du sujet. Un médecin éclairé ne s'y trompe pas. Il doit alors trouver moyen de prendre l'enfant à part, à la fin de la consultation, et lui dire à brûle-pourpoint, en le regardant fixement: «Mon ami, je sais la cause de votre mal!» Il faut ensuite provoquer quelques aveux *discrets*, et la consultation doit se terminer par une promesse formelle de l'enfant de se corriger. La psychothérapie, en ce cas, vaut mieux que les médications pharmaceutiques les plus savantes: elle manque bien rarement son effet et elle peut être grandement aidée, dans certains cas, par la psychothérapie hypnotique, dont nous parlerons plus loin.

Quant au danger que fait courir la prématuration des fonctions sexuelles, c'est chose certaine que tout usage de ces fonctions devient un abus, tant que l'organisme n'a pas atteint son complet développement. L'être humain ne devrait aborder l'acte destiné à perpétuer la vie qu'à partir du moment où il est, lui-même, en pleine possession de toute sa vigueur physique. Jusqu'à ce moment, la continence n'est pas préjudiciable. La question a été étudiée à fond, et résolue dans le même sens par les moralistes et par les hygiénistes. La continence n'est presque pas pénible, elle ne le devient que si des excitations factices ont éveillé de trop bonne heure l'instinct sexuel. Elle est recommandable au point de vue moral; elle entretient, chez le jeune homme, ce sentiment qu'on ne saurait trop développer, «le respect de la femme»; et, à vrai dire, c'est elle seule qui le met sûrement à l'abri des contaminations vénériennes.

Le grand public commence à connaître le péril vénérien, et, surtout, à oser en parler. On ne saurait croire combien l'ingénieuse trouvaille de M. Brieux, qui a désigné sous le nom d'*avarie* la plus redoutable des «maladies» vénériennes, la syphilis, a fait faire de progrès à l'opinion publique. Le mot, d'ailleurs, méritait de faire fortune; et nous aimerions aussi voir employer le terme de «petite avarie» pour désigner la blennorragie, dont les méfaits sont plus considérables que ne le croit le public, et même que ne le croient beaucoup de médecins.

Ce que le public ignore encore, c'est l'âge auquel les jeunes gens sont le plus souvent contaminés. Ainsi que l'a démontré le Dr Ed Fournier, c'est beaucoup plus tôt qu'on ne se le figure généralement; et non seulement à Paris, mais partout, ainsi que le démontrent les statistiques de *toutes* les armées, qui enregistrent beaucoup plus de «maladies» vénériennes à la première année de service qu'aux années ultérieures, parce que, parmi les malades enregistrés à la première année, figurent tous ceux qui étaient contaminés avant leur entrée au régiment.

Nous ne saurions trop recommander à ce sujet la lecture et la méditation de l'excellente brochure du professeur A. Fournier: *Pour nos fils quand ils auront dix-huit ans.* En quelques pages s'y trouvent nettement indiquées, et sans aucune exagération, la gravité du péril vénérien, la conduite à tenir pour l'atténuer quand on est atteint, et pour l'éviter. Cette brochure est bonne à lire, elle est nécessaire et suffisante aux conférenciers qui veulent répandre la vérité.

Nous n'avons pas à insister ici sur les méfaits de la syphilis. C'est toujours une «maladie» grave, quelquefois elle est très grave, et cela dès les premiers mois qui suivent son apparition. Elle se traduit alors par les plus importants symptômes de la déchéance organique, céphalée violente, anémie aiguë, perte des forces, albuminurie, etc.; inutile de dire que, dans ce cas, elle fait subir au capital biologique un déchet énorme. Heureusement le traitement mercuriel intensif est là pour réparer, dans une certaine mesure, le désastre.

D'autres fois, la syphilis amène chez le malade de telles préoccupations morales qu'elle devient un danger imminent. L'angoisse peut même conduire au suicide. Il faut que le médecin et le père de famille connaissent cette syphilophobie, pour rasséréner la victime, dans la mesure nécessaire. Mais dans tous les cas la syphilis, cause d'amoindrissement énorme de la valeur du sujet, devra être traitée énergiquement, dès le début et pendant un temps prolongé,—au moins quatre ans,—par des traitements successifs.

Chez la jeune fille, la syphilis est également à redouter. Nombre de jeunes filles de la classe ouvrière connaissent tout ce qui est relatif aux questions vénériennes; elles n'en ignorent que le danger. C'est à leur usage que j'ai écrit naguère une petite brochure intitulée: *Pour nos filles.* Les services qu'elle est appelée à rendre ne sont pas comparables à ceux que rendra sa soeur aînée, l'excellente brochure du professeur Fournier; et si je la mentionne, ce n'est certes point par une enfantine vanité d'auteur: c'est que, de divers côtés, on m'a affirmé qu'il était bon de la faire connaître.

III—CAUSES MORBIGÈNES COMMUNES AUX DEUX SEXES.—«MALADIES» ACCIDENTELLES

C'est à dessein que nous plaçons ces observations à la suite de l'étude consacrée aux jeunes garçons, car les jeunes filles, entourées de soins à l'âge qui nous occupe, ont relativement peu de «maladies» accidentelles. Chez le jeune homme, au contraire, plus ou moins mal surveillé, plus ou moins surmené par un travail cérébral auquel son cerveau n'est pas encore complètement adapté, ou par le travail musculaire, pour lequel ses muscles, encore en état de développement, ne sont pas suffisamment préparés, la flore microbienne trouve un excellent terrain de culture. Nous ne pouvons pas passer en revue la pathologie de cet âge; faisons seulement remarquer que la «maladie» accidentelle ou bien tue l'individu, ou bien laisse un reliquat définitif sur un organe quelconque (endocardite du rhumatisme, etc.): mais il est très rare que, à cette période de la vie, elle amène l'amoindrissement prolongé ou définitif de la valeur du sujet. En d'autres termes, souvent, chez les jeunes gens, l'affection aiguë aboutit à une convalescence franche, sans ébranler l'organisme; à cet âge, comme dans l'enfance, l'organisme est doué d'une grande élasticité, et rebondit facilement.

Exception doit être faite pour la tuberculose; c'est, par excellence, la «maladie» de l'âge adulte. Contractée, le plus souvent, dans la plus tendre enfance, elle sommeille jusqu'au moment où les mauvaises conditions de milieu, la misère physiologique, le surmenage, mettent le terrain en état de moindre résistance. De là son maximum de fréquence de dix-huit à trente-cinq ans.

De cette conception, qui n'est pas encore classique, mais qui commence à pénétrer dans les esprits, grâce aux travaux du professeur Grancher, et à ceux de M. le médecin inspecteur Kelsch, sur la tuberculose dans l'armée, découle la véritable prophylaxie de la tuberculose. C'est en vain que l'on dépenserait beaucoup d'argent pour fonder des sanatoria; le sanatorium ne convient qu'aux riches. C'est peut-être un bon instrument de cure: sûrement ce n'est pas le meilleur, et, en tout cas «ce n'est pas le meilleur instrument de la lutte contre la tuberculose en tant que «maladie» sociale» (Grancher). Voyez, en effet, ce qu'il faudrait pour qu'un sanatorium populaire donnât un rendement social appréciable! Il faudrait: 1° à l'entrée du sanatorium, un dispensaire de dépistage pour ouvrir la porte aux seuls malades légèrement atteints; 2° pendant le séjour du malade au sanatorium, une oeuvre de secours pour sa femme et ses enfants; 3° à la sortie du sanatorium, la double ration de repos et la demi-ration de travail pendant un temps presque illimité! Le Congrès de la tuberculose de 1905 a d'ailleurs sonné le glas sur les sanatoria populaires, et les médecins de tous les pays, dans une heure de sens commun et de clarté, ont voté la même formule: «En fait de tuberculose, la préservation domine l'assistance.» Nous serons moins sévères dans notre appréciation des dispensaires: ils peuvent rendre quelques services pour l'éducation populaire; mais les véritables oeuvres de l'avenir, on ne saurait trop le répéter, sont les oeuvres de préservation, celles qui arrachent un enfant sain d'un milieu contaminé; ce sont les oeuvres d'hôpitaux marins, pour les enfants atteints de tuberculose locale et non contagieuse; ce sont les colonies de vacances, etc. Ce sont, surtout, les diverses oeuvres sociales luttant contre la misère: car la misère est le grand, le plus grand facteur de la tuberculose.

DEUXIÈME PARTIE

CHAPITRE I

MATURITÉ

Voici l'homme arrivé à l'âge adulte; il est en pleine possession de tous ses moyens, son capital a été progressivement amélioré et lui rapporte de gros intérêts; il s'agit maintenant de l'utiliser, de le faire valoir, d'obtenir de lui son rendement maximum.

L'ère des ménagements est passée, il faut à tout prix que l'homme travaille et produise. On l'alimentera en conséquence: la dépense étant considérable, il faudra que l'aliment soit réparateur. Le point essentiel est de ne pas dépasser la dose des dépenses, d'utiliser le capital, mais non de l'amoindrir, de chauffer la machine, sinon à blanc, du moins à la température maxima tolérée, pour ne pas l'user trop vite, et surtout pour ne pas la faire éclater. Il faut, en somme, que l'homme produise; et, à s'écouter vivre avec trop de prudence, il ne ferait que s'empêcher de mourir. Bien plus; de même qu'un capitaliste avisé, quand il possède beaucoup de fonds disponibles, quand il a ce qu'on appelle de la «surface», n'a pas peur, de temps à autre, de risquer une somme raisonnable dans une affaire qui n'est pas de tout repos; de même l'homme bien portant, à capital solide, ne doit pas craindre, à certains moments, de se dépenser un peu plus que ne l'exigerait la sage hygiène, à la condition que l'effort ne soit ni trop excessif, ni trop prolongé, et qu'une période de repos succède à cette période de travail intensif. (De là la nécessité des vacances et du repos hebdomadaire).

Soit, dira-t-on, nous acceptons le principe, nous croyons qu'il est bon que l'homme actif, intelligent, bien portant, donne de temps à autre ce qu'on appelle un «coup de collier», quitte à réparer sa dépense excessive par un repos plus ou moins prolongé, mais quel est le critérium? à quel signe reconnaîtrez-vous que l'homme n'a pas dépassé la mesure de ses forces, et qu'il ne court pas à la banqueroute?

Le principe général est qu'il faut arriver aux confins de la fatigue, mais ne jamais atteindre la fatigue douloureuse. Quand il s'agit de travail musculaire, le critérium est relativement facile à trouver. On est averti qu'on a dépassé la mesure de ses forces par deux symptômes caractéristiques: la diminution d'appétit et la diminution de sommeil.

Cette donnée pourrait même rendre de grands services aux chefs militaires, dont l'idéal, très légitime, est de faire produire à la machine humaine son maximum de rendement, sans épuiser cependant les forces des soldats. Malheureusement, quelques-uns d'entre eux confondent l'entraînement et l'épuisement; ils arrivent à avoir des troupes qui n'ont pas de valeur réelle, tout en ayant les apparences de la force. Ces troupes, qui se sont présentées sous le plus bel aspect à des manoeuvres de quelques jours, seraient incapables d'entrer en campagne et de supporter des fatigues prolongées. Si les chefs de corps avaient eu la précaution de s'enquérir de la façon dont les soldats mangent, ou de *voir*, après une marche prolongée, comment ils mangent, de surveiller de temps à autre le tonneau des eaux grasses, qui recueille tous les restes des repas, ils auraient vu que le travail excessif se traduit par une baisse dans l'appétit. S'ils passaient, le soir, dans les chambrées, d'une façon inopinée, ils verraient qu'à la suite de fatigues excessives les hommes ne dorment pas bien. Et rien ne les empêcherait, d'ailleurs, de prendre parfois l'avis de leurs médecins.

Nous ne dissimulons pas la difficulté du problème, d'autant que, chez l'homme qui a subi un entraînement méthodique, la sensation de *fatigue* disparaît; l'homme entraîné ne connaît pas la fatigue. L'épuisement, chez lui, se traduit exclusivement par la diminution du poids, de l'appétit et du sommeil, comme aussi, dans le milieu militaire en particulier, par l'apparition des «maladies» dites accidentelles.

Et si le problème est difficile tant qu'il ne s'agit que de dépenses musculaires, il devient plus complexe encore quand il s'agit de dépenses cérébrales. Voici un commerçant obligé de brasser de grosses affaires. Il est réveillé, le matin, par le téléphone voisin de son lit; pendant toute la journée, il n'a pas un quart d'heure de tranquillité; il sent peser sur lui des responsabilités écrasantes; sa vie n'est qu'une série d'inquiétudes. Qu'à ce surmenage incessant viennent s'ajouter des chagrins de famille, etc., voici notre homme qui, tout d'un coup, tombe dans la «maladie». Le moindre prétexte suffit pour amener le déclanchement: c'est une émotion un peu violente, c'est une perte d'argent, c'est une «maladie» infectieuse plus ou moins légère, qui ouvre la brèche, et voilà la «maladie» installée!

Cet homme aurait-il pu éviter le cataclysme? A-t-il eu, depuis dix ans qu'il surmène son cerveau, un avertissement quelconque lui indiquant qu'il dépasse les limites de son élasticité, et qu'il puise à pleines mains dans un capital insuffisamment réparé chaque jour? Oui, le plus souvent! C'est, par exemple, un vertige qui est apparu, à un moment donné. Si cet homme avait tenu compte de ce qu'on pourrait appeler «un avertissement sans frais», il aurait immédiatement diminué le travail, ou même l'aurait suspendu pendant quelques jours. Mais il n'en a pas tenu compte, il a pensé que *ça passerait*. D'autres fois, c'est une sorte d'endolorissement de la tête, non pas passager, mais permanent, qui constitue l'avertissement, avec bourdonnements de l'oreille gauche. (Cette prédominance des bourdonnements à gauche, de la diminution de l'acuité auditive à gauche, se rencontre à toutes les phases de la «maladie».) D'autres fois encore, c'est une sorte de sensation de fatigue permanente, exagérée surtout le matin, avec diminution d'appétit, constipation, autrement dit avec les petits symptômes de la grande «maladie». Il est tout à fait exceptionnel que le krach se produise sans de tels phénomènes prémonitoires. Cela arrive, cependant, et c'est chez les natures les plus admirablement douées en apparence.

Quand le sujet est soumis à un surmenage intellectuel et musculaire à la fois, il réalise les conditions les plus parfaites pour arriver à l'épuisement rapide; aussi ne saurait-on protester trop énergiquement contre le préjugé des gens du monde, qui se figurent que l'exercice musculaire repose du travail cérébral, et que le surmené cérébral doit, pour bien se porter, faire de l'exercice, de la bicyclette, de la marche forcée, à ses moments disponibles. C'est là une erreur énorme dont la pédagogie commence à faire justice. Certes il est des hommes, admirablement doués, qui peuvent supporter une dépense considérable à la fois au point de vue musculaire et au point de vue cérébral: mais ce qu'il faut bien se rappeler, c'est que, dès que surviennent les premiers symptômes du surmenage, on doit aussitôt réduire la dépense totale, et la dépense musculaire en particulier; à ce prix seulement on aura chance d'échapper aux griffes, toujours prêtes à s'abattre sur nous, de la «maladie».

CHAPITRE II

CARACTÈRES GÉNÉRAUX DE LA «MALADIE»

Plusieurs fois déjà, dans le cours de ce travail, j'ai eu l'occasion de parler de la «maladie», sans préciser le sens exact que je donnais à ce mot. Mais le moment est venu de tenter, sinon une définition scientifique de la «maladie»,—définition aussi impossible que celles, par exemple, de la richesse, de la vertu, ou de la beauté,—tout au moins une explication sommaire de ce qu'est, à mes yeux, cette chose indéfinissable; des principaux caractères qui lui sont propres; et des traits qui la distinguent de ces manifestations pathologiques bien déterminées que l'on appelle communément les «maladies», et que j'appellerais volontiers des «accidents», par opposition à la nature plus générale, plus profonde, et infiniment plus complexe, de la «maladie».

Voici quatre personnes qui, dans une même après-midi, se présentent à ma consultation. Ce sont quatre malades: il ne faut pas être grand clerc pour l'affirmer *a priori*. Mais voyons ce que nous enseignera l'étude détaillée, et surtout réfléchie, de chacune de ces quatre personnes, qui paraissent se ressembler aussi peu que possible, et n'avoir l'une avec l'autre absolument rien de commun. L'une est grande et forte, l'autre petite et malingre; l'une est obèse, l'autre d'une maigreur inquiétante. Les souffrances que chacune accuse sont tout à fait différentes, de l'une à l'autre; les causes qui ont paru engendrer ces souffrances semblent opposées: chez l'une l'excès de fatigue, chez une autre l'excès d'oisiveté, etc.

Essayons à présent d'approfondir un peu notre investigation. Ah! ce n'est pas un mince travail que d'étudier un malade, de fouiller son hérédité, de le suivre depuis le jour de sa naissance, voire même de sa conception, de noter tous les incidents pathologiques de son enfance, de sa jeunesse, de son adolescence, d'apprécier son degré de santé pendant les périodes qui ont séparé ces divers incidents, de se reconnaître au milieu du luxe de détails avec lequel il décrit ses misères, en un mot de reconstituer à la fois le bilan complet de son état présent et le tableau du chemin qu'il a suivi pour y parvenir. Mais cette étude méticuleuse est nécessaire; sans elle, pas de diagnostic possible, pas de traitement rationnel; d'elle seule pourra résulter la connaissance véritable du malade, c'est-à-dire l'appréciation de ce qu'il vaut, du point précis où il en est dans son évolution. Et j'ajoute que ce n'est que lorsqu'on a étudié ainsi des centaines et des centaines de malades que l'on commence à avoir une idée nette de ce que c'est que la «maladie».

Voici donc une première malade, que je connais depuis cinq ans. C'est une femme de trente-deux ans, dont on devine dès le premier abord la vivacité d'intelligence, et avec laquelle le médecin comprend tout de suite,—à sa grande satisfaction,—qu'il va pouvoir causer utilement.

L'enquête m'apprend qu'elle a eu un capital initial excellent: un grand-père paternel mort à soixante-quinze ans, asthmatique, la grand'mère paternelle morte à quatre-vingt-quatre ans. Du côté de l'hérédité maternelle, il n'y a pas non plus de tares transmissibles: le grand-père mort à soixante-quinze ans, la grand'mère vivant encore à quatre-vingt-deux ans. Il est vrai que l'hérédité directe est peut-être un peu moins parfaite. Le père de Mme X... est mort à cinquante-deux ans, d'une affection cérébrale, après avoir toujours été très nerveux. La mère, d'autre part, un peu délicate, continue à se bien porter, à la condition de s'écouter vivre.

Ce capital initial a été bien géré pendant les premières années de la vie. Nourrie au sein, Mme X... a pu supporter sans dommage appréciable divers assauts, tels que la coqueluche, la rougeole, la varicelle. A huit ans, cependant, s'est produit un épisode plus important: une jaunisse, qui a duré un mois, et qui semble indiquer que le système digestif était, chez cette malade, le point faible. Un médecin avisé, qui l'aurait suivie de près depuis lors, n'aurait pas manqué de remarquer qu'elle était, si l'on peut dire, une candidate à la dyspepsie.

Toutefois, jusqu'à l'âge de vingt-six ans, Mme X... n'eut aucun phénomène grave, d'origine stomacale ou intestinale: mais elle avait de petits symptômes, un manque d'appétit entremêlé de fringales, de la constipation, etc... Et, malheureusement pour elle, ces petits symptômes ont passé inaperçus.

L'enfant a été soumise, dans un couvent, à l'alimentation des autres pensionnaires; elle a mangé vite, par conséquent mangé mal; bref, rien n'a été fait pour mettre en bon état son système nerveux abdominal, qui, sans protestations graves, fonctionnait déjà d'une façon défectueuse.

De onze à vingt-six ans, c'était le système nerveux cérébral qui, seul, paraissait défectueux. Dès l'âge de onze ans, elle avait des tristesses vagues, des idées de mort, qui ne firent que s'accentuer.

A dix-sept ans surtout, son entourage remarquait cet état de mélancolie. D'un caractère inégal, la jeune fille ne travaillait qu'à sa guise, acceptant péniblement toute discipline.

A dix-huit ans, la mort de son père lui causa un violent chagrin; et cet assaut ébranla si fortement son système nerveux que, six semaines après, sans cause connue, sans refroidissement préalable, elle dut garder le lit pendant un mois, pour une «maladie» qualifiée «rhumatisme mono-articulaire», mais avec prédominance de symptômes nerveux graves (angoisses cardiaques, insomnies). Elle ne se remit vraiment de cette crise qu'un an après, lorsque des projets de mariage opérèrent en elle une sorte de dérivation.

Mariée à dix-neuf ans, elle ne tarda pas à retomber dans le même état nerveux, auquel se joignirent des phénomènes névralgiques (névralgie lombo-abdominale gauche), apparaissant subitement, et l'immobilisant pendant quelques heures. Puis vinrent des crises de nerfs, le plus souvent nocturnes, avec angoisses précordiales terribles, peur de toutes les «maladies», etc...

C'est dans ces conditions qu'elle devint enceinte; et, pendant la grossesse, elle se porta admirablement. Mais, aussitôt après sa délivrance, l'estomac, qui n'avait jusqu'alors traduit son malaise que par des phénomènes insignifiants, entra définitivement en scène: perte absolue d'appétit, crampes, gastralgie. Puis, l'année suivante, ce fut le tour de l'intestin: diarrhées fréquentes, incoercibles, bientôt apparition de selles noires, survenant trois à quatre fois par jour avec fortes coliques, et qui durèrent quatre mois. A la fin de cette période, l'état général était des plus mauvais, et la vie semblait vraiment compromise.

Heureusement une année passée dans l'isolement, et suivie d'une cure dans un sanatorium de Suisse, enraya relativement le mal. Lorsque je vis la malade pour la première fois, un an après son retour de Suisse, voici les principales constatations que je pus faire:

Céphalée permanente,—picotement des yeux,—sciatique gauche survenant au moment des règles,—inquiétudes vagues,—peur de mourir subitement,—trois heures à peine de sommeil dans les meilleures nuits. L'estomac et l'intestin laissaient également à désirer: appétit nul, alternatives de diarrhée et de constipation.

L'examen des organes me démontra qu'il n'y avait rien à la poitrine, mais qu'au coeur existait un souffle, au premier temps, à la base, perceptible seulement dans la position horizontale; ventre plat, peu élastique, sonorité basse et égale. La malade, qui pesait 50 kilogrammes à dix-huit ans, n'en pesait plus que 46.

Voilà donc une jeune femme qui a toutes les apparences extérieures d'une personne très souffrante, et dont la vie est empoisonnée par une série ininterrompue de misères variées. Et cependant l'histoire même de ces misères prouve qu'il n'y a point chez elle d'organe particulièrement atteint, et que le capital biologique est, au fond, moins mauvais qu'il ne paraît l'être. Mon premier soin fut de la rassurer, notamment sur l'état de son coeur, sur lequel un confrère un peu imprudent l'avait fort inquiétée. Je m'efforçai ensuite de lui refaire un estomac, par un régime sévère, puis de plus en plus large. Je dirigeai son hygiène musculaire, intellectuelle et morale. Et ainsi, après deux ans où je m'étais borné, en somme, à faciliter le retour à l'équilibre du système nerveux, Mme X... se vit délivrée de la plupart de ses maux, et ramenée enfin à une vie des plus supportables.

Qu'avait-elle donc au juste? me demandera-t-on Elle avait, sous une forme spéciale, ou plutôt sous plusieurs formes, ce que j'appelle la «maladie». Sous toutes ces misères, c'était le système nerveux qui, chez elle, fléchissait. Tout son système nerveux était malade, et chacun de ses centres, tour à tour, avait accusé le contre-coup de la dépréciation de l'ensemble. Au moment où j'ai vu la malade, le centre le plus atteint était celui qui préside aux fonctions digestives; mais, si je m'étais limité à ne soigner que celui-là, toute ma peine aurait risqué d'être perdue. Il fallait, derrière les symptômes locaux, atteindre le trouble général; il fallait dépasser les incidents pour parer à la «maladie».

Voici maintenant une autre malade, Mlle T..., chez qui les manifestations morbides n'ont certainement rien de commun avec celles que je viens de signaler chez Mme X... C'est une jeune fille qui, lorsque je l'ai vue d'abord, en janvier 1901, avait progressivement maigri, en six mois, de 50 à 41 kilogrammes, sans autre cause connaissable que certaines influences morales. Elle ne se plaignait de rien, ne se sentait pas malade; et cependant elle l'était, puisqu'elle maigrissait sans cesse, puisqu'elle avait le teint terreux et la peau rugueuse, puisque ses règles étaient supprimées depuis un an. Pas de lésions organiques, pas d'albumine, ni de sucre: mais toute l'apparence d'une grande malade.

Pourtant, après un examen plus approfondi, j'augurai bien de l'avenir, parce que le capital initial était assez bon, parce que Mlle T... n'avait pas eu de graves assauts dans son enfance, enfin parce qu'elle était jeune, et malade depuis peu de temps. Et le fait est qu'un traitement très simple, mais bien suivi (quinze heures de lit par jour, puis douze heures, 5 repas par jour, d'abord sans viande, puis avec un plat de viande à midi, et 30 injections de cacodylate de magnésie), amena un résultat extraordinaire: réapparition des règles, augmentation du poids, disparition de la rugosité cutanée, relèvement de l'appétit, etc.

C'est que cette malade, qui ne présentait aucun trouble nerveux, n'en était pas moins une «nerveuse». Toutes ses misères ne venaient, comme chez Mme X..., que d'un ébranlement du système nerveux; quand ce système se trouva modifié, par le repos, le régime et la psychothérapie, la malade guérit.

Elle revint alors dans son pays; six mois après, elle allait très bien, mangeant de tout, pesant 58 kilogrammes. Mais voici que, dix-huit mois plus tard, elle perd sa mère. De nouveau le chagrin la mine sourdement; elle redevient «malade», maigrit jusqu'à 37 kilogrammes, toujours sans accuser la moindre douleur, et sans ressentir aucune souffrance. Un jour, le 25 décembre 1903, elle est tellement épuisée qu'elle a une syncope grave, et que son entourage est convaincu qu'elle va mourir. J'avoue que moi-même, quand je la vis alors avec le Dr C..., je fus épouvanté, malgré la bonne opinion que j'avais de sa valeur biologique. C'était littéralement un squelette (34 kil.), elle n'avait plus qu'un souffle de vie.

Eh bien! elle se ressaisit encore. Que dis-je? En juin 1904, elle fit une pleuro-pneumonie. Deux mois après, dès qu'elle fut transportable, elle voulut venir à Paris, et se soumit, pendant trois mois, aux injections d'huile créosotée. En octobre 1904, elle avait définitivement retrouvé sa santé.

Comment douter que toutes les souffrances de cette jeune fille aient été surtout d'origine nerveuse? Et cependant voilà un cas où la perturbation du système nerveux central s'est traduite par des phénomènes qui n'avaient rien de ce que les neurologistes constatent d'ordinaire. Et c'est bien le système nerveux cérébral qui était en cause, chez cette malade: car ses deux grandes crises morbides n'ont absolument pas eu d'autre cause que le chagrin. Mlle T... était une névrosée sans manifestations nerveuses. Tout à fait comme Mme X..., malgré la dissemblance des symptômes, c'était une «malade», c'est-à-dire une personne dont le capital nerveux s'était trouvé entamé.

Dans l'exemple suivant, la «maladie» s'est traduite par des phénomènes cardiaques. Chaque fois qu'il y a eu chez le malade une défaillance du système nerveux, c'est le coeur qui a cessé de fonctionner normalement, à tel point que tous les médecins qui ne connaissaient pas M. Z... le traitaient infailliblement par la digitale et la caféine.

En réalité, M. Z... n'est ni un cardiaque, ni même un faux cardiaque: c'est simplement un «malade» chez qui le système nerveux qui préside aux mouvements du coeur est plus spécialement impressionnable.

Depuis l'âge de vingt et un ans, à la suite d'un rhumatisme (sans endocardite), chaque fois qu'il y a eu un assaut quelconque dans la santé du malade, le coeur a aussitôt protesté. En 1886, à la suite d'une bronchite grippale, je constatai, pour la première fois, de l'arythmie, et un souffle au 2e temps, à la base du coeur. Depuis lors, ce souffle persiste, mais avec une telle inégalité que, parfois, il est imperceptible, tandis que, d'autres fois, il est d'une netteté extrême: si bien que plusieurs médecins ont affirmé une lésion de la valvule de l'aorte.

Or, je le répète, il n'y a pas de lésions: M. Z. n'a jamais de pouls bondissant, et de nombreux tracés de pouls, pris par le Dr Lagrange, démontrent qu'il n'y a pas d'insuffisance aortique. Quand M. Z... va bien, son coeur va bien: quand il va mal, quand il se surmène, ou éprouve une émotion vive, son coeur se fâche, et traduit son malaise par les manifestations les plus variées: syncopes, arythmie, fausses angines de poitrine.

M. Z... est un de ces hommes qui sont faits pour le travail intensif: chez lui, quelle que soit l'énormité du travail, il n'y a jamais de surmenage cérébral; mais c'est un *sensitif*, que le surmenage émotionnel guette à tout instant. En 1898, à la suite d'émotions vives, tout son système nerveux entre en révolte: le système digestif (dyspepsie, constipation, etc.), le système nerveux central (insomnie absolue, tristesse, pâleur insolite, épuisement des forces). En même temps la glycosurie fait son apparition (10 grammes de sucre par litre). Enfin les troubles du coeur atteignent une intensité extrême et défient tous les traitements classiques (digitale, spartéine, bromures, etc.).

Désirant me voir avant de mourir, le malade me fit appeler le 28 avril 1898, et me raconta les soucis qui l'avaient accablé. Ces soucis étaient, sans aucun doute, l'unique cause de la «maladie»: une psychothérapie prolongée, et accompagnée d'un régime alimentaire très modéré, réussit parfaitement à remettre le malade sur pied. Les deux années qui suivirent furent même excellentes.

En 1901, une petite grippe suffit pour ramener le trouble cardiaque, avec même, cette fois, un pouls bi-géminé. Mais une saison à Vichy, sous la direction du Dr Lagrange, produit un très bon résultat. En 1903, ni le Dr Lagrange, ni moi, ne percevons plus le souffle coutumier.

Mais voici qu'en 1904, à la suite d'une nouvelle émotion, reparaissent l'arythmie, le souffle, la glycosurie: de nouveau, une saison à Vichy supprime tout cela.

En avril 1905, enfin, à la suite de nouvelles contrariétés, l'ébranlement du système nerveux se traduit par un lumbago, mais surtout par une anesthésie de la main et de la joue droites, qui effraie beaucoup le malade. Je le rassure encore, je le renvoie à Vichy, d'où il revient en parfait état, toujours jeune, malgré ses cinquante-deux ans, toujours avec une activité dévorante.

C'est que ce prétendu cardiaque, comme les deux malades précédents, est simplement un «malade», avec cette particularité que c'est sur le coeur que se portent de préférence, chez lui, les plus importantes manifestations de la «maladie».

Dans les trois observations que je viens de citer, c'était tel ou tel département du système nerveux qui manifestait plus spécialement les souffrances de l'être entier, et les périodes de malaise étaient séparées par des périodes de santé, tout au moins relative. Voici maintenant un cas où tous les éléments du système nerveux sont tellement excités que la «maladie» revêt les formes les plus diverses, et sans qu'il y ait eu, pour ainsi dire, un seul jour de rémission, depuis l'époque où le système nerveux a été ébranlé,—c'est-à-dire depuis l'âge de huit ans,—jusqu'à l'âge de la cessation des règles. La malade dont je vais parler a été vraiment, pendant plus de trente ans, un parfait musée pathologique. Mais, malgré mille misères qui se succédaient chez elle comme les figures d'un kaléidoscope, je n'ai jamais désespéré de sa survie, ni de sa guérison, à cause même de la mobilité et de la variété des manifestations morbides, étant donné, d'autre part, l'intégrité des organes.

La «maladie» de cette personne a commencé à huit ans, à la suite d'une fièvre typhoïde grave. Pendant cinq ans, elle ne s'est traduite que par des migraines très intenses et très fréquentes; mais dès l'apparition des règles, aux migraines se sont jointes des douleurs d'estomac et de la constipation. Vers l'âge de trente ans, le système nerveux cérébral a manifesté son trouble par des vertiges, bourdonnements d'oreilles, etc. Deux ans après, c'est le tour de la moelle: douleurs rhumatismales et névralgies erratiques. Vers l'âge de trente-trois ans, le système nerveux cardiaque donne sa note dans le concert: syncopes qui durent de dix minutes à une demi-heure, avec perte complète de connaissance.

En octobre 1889, une crise gastralgique survient, qui se prolonge pendant trois jours consécutifs. L'année suivante, c'est une douleur intercostale gauche qui immobilise la malade pendant plusieurs jours; mais, par contre, la tête est redevenue parfaitement libre, les vertiges, la céphalée, ont disparu. En 1893, apparaît une dermalgie qui occupe les deux bras. Puis voici que la fièvre survient: la malade a jusqu'à 40°, sans cause connue, à l'époque de ses règles. En 1895, se produit un état de péritonisme,—avec douleurs très vives dans l'estomac et le foie, urines acajou chargées d'urobiline,—qui semble mettre la vie en danger. Mais la malade sort de cette épreuve; et, pendant les dix mois qui suivent, elle maigrit, très heureusement, de 93 à 87 kilogrammes.

L'année suivante fut très bonne. Le sommeil revint, l'estomac rentra dans l'ordre, la malade put croire que ses misères allaient prendre fin. Mais voici que, en 1897, à la suite d'un coup de froid l'intestin à son tour se met de la partie: fausses membranes dans les selles, coliques, diarrhée et faux besoins d'exonération extrêmement pénibles. L'appendice même paraît touché: il y a une douleur très nette au point de Mac Burney. Un autre jour, en 1899, le foie se trouble: urines foncées, selles décolorées, fièvre; mais la menace ne persiste que quatre jours. En 1900, ulcère de l'estomac, vomissements noirs. La même année, je note une sorte d'inhibition du fonctionnement de la jambe droite, qui, à un moment donné, deux ou trois fois par mois, refuse tout service, au point que la malade tombe brusquement. Enfin, cette même année, se déclare un oedème des jambes, disparaissant après la marche;—c'est là un phénomène que j'ai souvent observé chez les «malades» dits *arthritiques*.

Cet état lamentable s'est prolongé jusqu'en 1904; la malade était, suivant son expression, un «faisceau de douleurs», mais elle avait un excellent moral, et restait sûre qu'un jour ou l'autre elle reviendrait à la santé. Or, le fait est que, depuis la fin de 1904, en même temps que disparaissaient ses règles, l'état général s'améliorait d'une façon surprenante. Aujourd'hui Mlle X..., absolument guérie, définitivement délivrée de toutes ses misères, promène joyeusement ses 105 kilogrammes et se déclare enchantée de vivre.

C'est que, même dans ses épreuves les plus douloureuses, même quand elle présentait les symptômes les plus inquiétants, cette personne n'était ni une hépatique, ni une médullaire, ni une cérébrale, ni une gastrique, ni une cardiaque, mais simplement une «malade» à manifestations cérébrales, médullaires, gastriques, intestinales, etc. Pendant les longues années où je lui ai donné des soins, toute ma thérapeutique n'a consisté qu'à essayer de dynamiser son système nerveux, et de le dynamiser tout entier, sans presque chercher à atteindre, en particulier, tel ou tel de ses centres qui semblait, provisoirement, le plus ébranlé. J'ai eu le bonheur de deviner que cette personne avait les apparences de trop de «maladies» pour en avoir la réalité; et, de fait, quand son système nerveux a retrouvé l'équilibre, la guérison de la véritable «maladie» a aussitôt amené la guérison de toutes les pseudo-affections qui n'en étaient que le contre-coup.

Le trouble du système nerveux central peut encore se traduire par les symptômes qui caractérisent, de la façon la plus formelle, des «maladies» organiques. J'ai parlé déjà, plus haut, de ce malade qui avait toutes les apparences d'une lésion du coeur, sans avoir le coeur lésé. On sait que, par ailleurs, ce qu'on appelle l'hystérie simule les «maladies» organiques les plus variées. Les hystériques peuvent présenter les symptômes de la méningite, de la grossesse, voire même des «maladies» les plus graves de la moelle épinière. Ainsi j'ai vu un jeune soldat qui offrait tous les signes de la sclérose en plaques. Après trois mois d'examen, on a fini par le réformer; or, ce n'était qu'un hystérique. Non pas que ce jeune homme ait été un simulateur: car on ne simule pas les symptômes de la sclérose en plaques!

Et quand je dis que ce n'était qu'un hystérique, j'exprime mal ma pensée. En réalité, c'était un «malade». Je l'ai suivi pendant longtemps, après son départ du régiment. Une fois réformé, il n'eut plus le moindre phénomène médullaire; mais il eut de la dyspepsie, et j'ai su que, dans son enfance, il avait eu d'autres manifestations de ce que j'appelle la «maladie». Ce n'est qu'à une phase déterminée de sa vie, quand il s'est agi pour lui de faire son service militaire, que la «maladie» s'est traduite, pendant quelques mois, par ces troubles de l'axe cérébro-spinal qu'on est convenu d'appeler hystérie.

Je pourrais multiplier les exemples: mais ceux que j'ai cités suffiront, je crois, à donner une idée de ce que j'entends, à proprement parler, par la «maladie». D'une façon générale, je veux dire que la «maladie» embrasse tout le domaine pathologique qui n'appartient pas à ce qu'on pourrait appeler les «accidents»—accidents qui vont depuis les fractures et les intoxications jusqu'à des lésions d'organes (cancer, hémorragies cérébrales, etc.), en passant par toute la série des affections à microbes, connus et inconnus.—Au-dessous de ces «accidents» s'étend une série indéfinie de troubles pouvant revêtir toutes les formes et donner même l'illusion de toutes les «maladies» organiques, mais qui, en réalité, ne sont tous que d'origine nerveuse (en donnant à ce mot toute l'extension qu'il comporte), ainsi que cela apparaît clairement pour peu que l'on considère leurs causes, leur marche et leur terminaison. Dans la «maladie» rentrent donc toutes les névroses; la folie quand elle n'est pas produite par des lésions du cerveau, l'hystérie, l'épilepsie dite idiopathique, la neurasthénie, les algies, tous les troubles fonctionnels des divers organes, *tant que ces troubles fonctionnels n'ont pas amené de lésion des organes.*

Les médecins voient quotidiennement la «maladie» sous une de ses formes préférées. C'est la forme gastrique, qu'on désigne vulgairement sous le nom d'«embarras gastrique», synonyme d'embarras de diagnostic. Dans cette affection, il ne faut pas croire que le système nerveux soit indemne; les malades éprouvent de la céphalée, des vertiges, souvent des bourdonnements d'oreille, un état de fatigue générale du système musculaire, de l'insomnie, de la difficulté pour lire, pour supporter une conversation; ils ne souhaitent que le repos et la tranquillité. Si on les leur accordait, si une médication perturbatrice n'intervenait pas, si on graduait sagement leur alimentation, il ne surviendrait, en général, aucune complication; et après quinze jours, un mois, ils reviendraient peu à peu à la santé[6].

Note 6: (retour) La guérison, souvent, s'annonce chez eux par une crise urinaire. Les urines, qui avaient été très uraliques, quelquefois même urobilinuriques, et rares, deviennent, d'un jour à l'autre, claires

et abondantes. En même temps la température tombe, pendant deux ou trois jours, au-dessous de la normale, le sommeil reparaît, l'appétit également, et tout rentre dans l'ordre.

Dans d'autres cas, la «maladie» évolue sur le mode chronique; et c'est pendant des mois et des années que l'on voit tout le système organique compromis dans son fonctionnement. Le système nerveux, l'estomac, l'intestin, laissent à désirer d'une façon à peu près égale. C'est chez ces grands malades qu'on est en droit de se demander si c'est le cerveau qui tient sous sa dépendance les troubles nerveux de l'estomac ou de l'intestin, ou si c'est l'inverse. Selon qu'on adopte telle ou telle manière de voir, on adopte telle ou telle thérapeutique exclusive: on s'acharne à remédier aux troubles du système nerveux, en négligeant les troubles digestifs, ou inversement. Dans les deux cas on a tort. Pour faire de la bonne thérapeutique, il faut *à la fois* soigner le cerveau, l'estomac, l'intestin, la moelle, le malade entier, en un mot, tout en recherchant, si possible, quel est le système le plus compromis et dont le fonctionnement laisse le plus à désirer.

C'est de la «maladie» ainsi comprise que je voudrais, maintenant, rechercher les causes les plus habituelles, avant d'en indiquer, dans ses grandes lignes, le mode de traitement: traitement qui doit être toujours *général*, puisque toujours la «maladie», même quand elle ne se traduit que par des troubles locaux, est, par son essence, d'ordre général.

Quant au traitement particulier des «maladies» accidentelles, il va sans dire que je n'aurai pas à m'en préoccuper dans ce travail.

CHAPITRE III

LES CAUSES DE LA «MALADIE»

I.—CAUSES PHYSIQUES

Je ne saurais songer à suivre l'homme à travers toutes les circonstances de sa vie qui compromettent sa valeur, soit momentanément, soit d'une façon définitive et irrémédiable. Elles varient à l'infini; l'homme heureux seul n'a pas d'histoire, et l'homme heureux est un être de raison, qui n'existe pas dans la réalité.

Mais, d'une façon générale, je puis faire remarquer que ce n'est pas le surmenage cérébral, ni le surmenage musculaire, ni même les vices d'alimentation, le défaut de confort, l'aération insuffisante, etc., qui constituent les grands facteurs de la «maladie»: c'est le surmenage émotionnel, c'est le chagrin,—l'influence psychique, en un mot.

Cependant les autres influences morbigènes méritent une mention détaillée. Je les rapporterai aux trois chefs suivants:

I. Surmenage cérébral.

II. Surmenage musculaire.

III. Alimentation défectueuse ou insuffisante.

1° *Surmenage cérébral.*—Le cerveau est fait pour fonctionner, comme le coeur est fait pour battre; et il est bien rare que le travail cérébral, à lui seul, si excessif qu'il puisse paraître, soit une cause de détérioration profonde, et surtout de déchéance définitive. C'est bien plutôt un élément de survie prolongée.—Voyez cet écrivain qui, à l'âge de soixante-dix-huit ans, continue à étonner le monde par les productions de son génie; il n'a jamais cessé de travailler, et il a pu faire les frais, à soixante-quinze ans, d'une pneumonie qui, à cet âge, est presque toujours fatale. Quel est donc son secret? Son secret, c'est de n'avoir aucune préoccupation étrangère à son travail; c'est d'avoir une femme qui pense pour lui à tous les détails de la vie; c'est d'avoir une excellente hygiène morale, la paix du coeur et de l'esprit.

Bien plus nombreuses sont les victimes d'un travail cérébral insuffisant, et tout le monde sait que les désoeuvrés sont bien à plaindre. Ce sont des coupables, puisqu'ils n'apportent pas à l'oeuvre sociale le contingent d'efforts et de travail qu'ils lui doivent; mais ce sont aussi des malheureux, car la «maladie» les guette. Le désoeuvré accidentel lui-même, habitué à un travail cérébral considérable, s'il est condamné trop longtemps au repos de l'esprit, sent qu'il lui manque quelque chose: il perd son bon sommeil coutumier, et a hâte de reprendre le travail cérébral, qui lui est aussi nécessaire que l'air respirable.

Quand, cependant, le travail cérébral est poussé à une limite véritablement excessive, il amène aussi ce que nous avons appelé la «maladie», c'est-à-dire la détérioration, quelquefois définitive ou prolongée pendant des années. On en voit des exemples chez les candidats aux écoles, à l'internat, à l'agrégation, etc. On serait porté à croire, *a priori*, que, dans ces cas, la «maladie» atteint l'organe surmené; c'est vrai quelquefois, mais pas toujours, même quand elle est de cause cérébrale, elle peut très bien revêtir les symptômes de la dyspepsie, de l'entérite, tout comme si elle avait été produite par une intoxication. Il faut toujours en revenir aux notions que nous avons développées au chapitre précédent: à la notion des points faibles, et à la variété des manifestations par lesquelles l'organisme traduit le malaise causé par une influence déterminée.

2° *Surmenage musculaire.*—Il n'amène qu'exceptionnellement la «maladie». Chez le surmené musculaire, quelques jours ou quelques semaines de repos suffisent pour remettre toutes les fonctions d'aplomb; et l'on ne saurait se figurer le rendement dont est capable la machine, quand, par ailleurs, il n'y a pas de fuites occasionnées par la dépense cérébrale. Ainsi nous avons vu des ouvriers italiens produire un travail musculaire véritablement colossal, tout en ayant une alimentation très restreinte (polenta, macaroni, gruyère, viande une fois par semaine, eau claire), et ce, sans le moindre préjudice pour leur santé. Ils se contentaient du salaire dit «de famine», salaire qu'on serait mal venu de proposer à nos ouvriers français.

Il est cependant incontestable que le travail musculaire, poussé à de trop grands excès, peut devenir une cause de «maladie» momentanée, et préparer le terrain à l'éclosion des affections accidentelles. Nous en avons déjà dit un mot à propos de l'entraînement dans l'armée, et des sports chez les jeunes gens.

3° *Vices d'alimentation.*—Ils jouent un rôle important dans la pathogénie de la «maladie», d'autant que, en dehors des cas d'intoxication aiguë, ils n'agissent qu'à la longue, traîtreusement, insidieusement. Le plus souvent, en effet, l'estomac et l'intestin ne se révoltent qu'après de longues années de protestations presque silencieuses. Mais, à partir du jour de cette révolte, la «maladie» est constituée. Les symptômes d'ordre dyspeptique y tiendront le plus souvent la première place, ce qui n'est pas fait pour surprendre, puisque c'est l'estomac qui a été, dans ces cas, le plus spécialement molesté. Cependant, dans certains cas, les troubles dyspeptiques passeront à l'arrière-plan, au point d'égarer complètement le diagnostic. Voyez cet hystéro-épileptique qui n'a, pour un examinateur superficiel, que des troubles cérébraux; il peut très bien se faire qu'il ait de l'épilepsie gastrique, qu'on fera disparaître par un bon régime. Dans ce cas, les phénomènes gastriques étaient au second plan pour le clinicien, alors que, pour le thérapeute, ils doivent être au premier plan. Si donc le clinicien veut être bon thérapeute, il doit se rappeler les grandes lois que nous avons déjà formulées: s'il traite comme cérébral un sujet dont la «maladie» a été provoquée par des troubles alimentaires, il fait fausse route; de même qu'il ferait fausse route en traitant comme dyspeptique un sujet ayant des misères gastriques, intestinales, hépatiques, mais dont l'état pathologique aurait été occasionné par du surmenage cérébral, médullaire, émotionnel.

Maintenant, essayons d'expliquer comment l'alimentation défectueuse retentit sur l'ensemble de l'organisme.

On a fait grand bruit, ces derniers temps, de l'auto-intoxication d'origine alimentaire; et beaucoup de médecins s'obstinent à ne voir dans la «maladie», quelle qu'en soit la forme, et surtout quand elle revêt la forme nerveuse, qu'une sorte d'empoisonnement de la cellule cérébrale par les toxines alimentaires.

C'est là une hypothèse assez commode, et qui rend compte d'un nombre considérable de faits: mais ce n'est, en somme, qu'une hypothèse, et ne pouvant pas être démontrée par des observations véritablement scientifiques. On pourrait tout aussi bien expliquer les phénomènes rapportés à l'auto-intoxication par l'irritation que provoque, sur le plexus solaire, un aliment défectueux, ou encore par l'irritation des extrémités nerveuses du pneumo-gastrique. On sait que ce nerf étend ses ramifications sur le coeur, l'estomac, le poumon; et on s'expliquerait ainsi les irradiations à distance provoquées par l'irritation stomacale: la dyspnée, l'asthme, les fausses cardiopathies, etc.

Quoi qu'il en soit, les vices d'alimentation peuvent incontestablement provoquer, à eux seuls, la «maladie». Mais, le plus souvent, ils s'associent à d'autres causes: aux chagrins, au surmenage, à la débauche, etc.

Les vices d'alimentation peuvent, à leur tour, se classer en quatre catégories distinctes:

I. Alimentation excessive en quantité.

II. Alimentation insuffisante en quantité.

III. Alimentation insuffisante en qualité.

IV. Abus de l'alcool.

I. *Alimentation excessive.*—Nous ne voulons pas nous étendre ici sur les inconvénients, vraiment assez connus, de l'alimentation excessive. Disons seulement que l'alimentation excessive empoisonne peut-être la cellule nerveuse par les toxines alimentaires, mais que sûrement elle impose aux organes chargés de l'élimination (foie, reins, peau), un travail exagéré, inutile, et par conséquent nuisible; de là, à la longue, le surmenage et les protestations de ces divers organes, se traduisant de mille et une façons (eczéma, urticaire, gravelle, etc.). Cette manière de voir donne satisfaction aux partisans de l'auto-intoxication; ou bien si l'on admet la théorie de l'irritation du pneumo-gastrique, ou du plexus solaire, on peut également comprendre comment cette irritation, presque permanente, des nerfs de l'estomac par une alimentation incendiaire, amène, par action réflexe, des troubles de coeur (palpitations, arythmie, etc.) et du poumon (asthme, dyspnée), du cerveau et de la moelle, voire même des troubles cutanés, etc. Pourquoi, d'ailleurs, ne pas adopter les deux théories à la fois? ce ne serait, en tout cas, pas déraisonnable.

Mais, dira-t-on, quelle est donc la dose *optima* d'aliments qui convient pour entretenir la vie et pour réparer les dépenses incessantes de l'organisme? Elle doit varier, évidemment, suivant le travail produit, et suivant les individus. Tous n'ont pas le même besoin d'alimentation, pas plus que, dans un régiment de cavalerie, tous les chevaux n'ont pas les mêmes besoins, bien qu'ils soient obligés aux mêmes dépenses musculaires. On a essayé de fixer mathématiquement ce qu'on appelle la «ration d'entretien» et la «ration de travail»; et les différents chimistes qui se sont livrés à ce calcul sont arrivés à des chiffres qui variaient du simple au quadruple: mais tous s'accordent pour démontrer qu'il faut *très peu d'aliments* pour subvenir à la «ration d'entretien», et même à la «ration de travail», de l'homme. La vérité est que nous mangeons, presque tous, trop, et qu'il faut que la machine humaine soit bien admirablement construite pour qu'elle résiste aux assauts quotidiens que nous lui imposons.

Comme ce problème de la ration physiologique m'a toujours intéressé, je me suis livré à une enquête sur le régime des Chartreux; et j'affirme que l'insuffisance apparente d'alimentation n'est pour rien dans leur morbidité. Ils ont beaucoup moins de jours d'indisponibilité que la plupart des autres hommes du même âge, meurent plus vieux, et s'éteignent sans «maladie». Pareillement, chez les Trappistes, le régime fort sévère n'est pas une cause de morbidité; j'ai même été étonné, à leur propos, de voir la flexibilité de l'organisme humain, et de constater qu'un homme habitué à manger comme tout le monde pouvait, d'un jour à l'autre, sans troubler sa santé, passer au régime ultra-restreint d'une Trappe.

Mais, dira-t-on, avez-vous étudié le régime restreint chez les individus qui dépensent beaucoup? Oui, je l'ai étudié dans l'armée[7], et j'affirme, au nom d'une expérience de deux années, pendant lesquelles je me suis occupé de l'alimentation du soldat avec un colonel qui avait, de ce grave problème, tout le souci qu'il mérite, que, si le soldat français, le seul que je connaisse, avait la quantité et la qualité des aliments auxquels il a droit de par les règlements, et si ces aliments étaient préparés comme ils devraient et comme ils pourraient l'être dans toutes les garnisons, sa nourriture serait tout à fait suffisante. Elle n'est un peu au-dessous des besoins que pour les jeunes soldats, pendant les trois premiers mois de la nouvelle existence qui leur est imposée; aussi les officiers soucieux de la santé de leurs soldats réservent-ils pour les nouveaux arrivants les *boni* qu'ils ont pu réaliser sur les hommes dits «de la classe».

Note 7: (retour) *La vie du soldat en temps de paix (Ann. d'hyg. et de médecine légale*, février 1890).

Tout le monde, du reste, connaît la sobriété des guides alpins, qui, non seulement, les jours d'excursion, se contentent d'une alimentation extrêmement réduite (quelques morceaux de sucre et des fruits secs), mais, en temps ordinaire, mangent très peu, pour conserver leurs forces. Les professionnels du sport, également, savent que la sobriété est la condition de leur succès.

Autre exemple: j'ai donné, pendant plusieurs années, des soins à une dame qui, avec toutes les apparences de la santé, était constamment souffrante:

migraines, eczéma, urticaire, affections cutanées polymorphes, palpitations, dyspnée, insomnies, caractère inquiet, émotivité exagérée, sensation de fatigue permanente, tendance à l'obésité,—et j'en passe, pour ne pas faire le tableau complet de ce qu'on est convenu d'appeler la «grande neurasthénie». Chose curieuse, elle avait peu de phénomènes digestifs, seulement de la constipation et des hémorroïdes. Elle avait même un vigoureux appétit, bien qu'elle prît fort peu d'exercice. En vain, je m'acharnai à diminuer son alimentation: précisément à cause de cet appétit de premier ordre, elle ne voulait pas entendre parler de régime restreint. Mais voici que l'adversité s'abattit sur elle, sous la forme de la ruine absolue; elle en fut réduite à ne plus manger que des pommes de terre cuites dans le four d'un petit poêle en faïence, et des haricots; un demi-litre de lait était pour elle un grand extra. Or, à partir de ce jour, elle alla bien. Toutes ses misères disparurent successivement, en trois ou quatre mois, y compris les misères nerveuses et les migraines; et force me fut d'attribuer au seul changement de régime la surprenante modification de sa santé. Car on croira peut-être que, pressée par le besoin, elle s'est mise à marcher davantage, pour chercher du travail, ou pour se créer des relations? Non, elle savait trop bien ce qu'il faut espérer des relations quand on est dans l'extrême détresse; et je lui procurai un travail sédentaire, qui consistait à faire des adresses sur des bandes, pour un grand magasin de nouveautés. On avouera que ce n'est pas, non plus, l'intérêt palpitant de ce travail qui a pu modifier avantageusement sa mentalité. En dehors de ses douze heures de travail quotidien, elle avait des préoccupations angoissantes, qui auraient suffi pour ébranler un système nerveux moins équilibré. C'est donc bien uniquement, toute analyse faite, à la restriction du régime, et à cet élément seul, qu'elle a dû son retour à la santé. Et je pourrais, là encore, multiplier les exemples: mais aucun ne peut être plus typique que celui que je viens de relater à grands traits.

Ceci étant, j'aurai peu de choses à dire de l'alimentation insuffisante.

II. *Alimentation insuffisante en quantité.*—Tout le monde connaît les désastres occasionnés par les famines qui sont encore, hélas! trop fréquentes en Russie, aux Indes, en Algérie. En France, nous estimons que personne ne doit avoir une alimentation insuffisante, et que c'est une honte pour une société civilisée d'avoir un seul de ses membres manquant du nécessaire. Nous n'hésitons pas à proclamer que ce déshérité aurait, dans ce cas, le droit absolu de prendre ce qui est indispensable à sa vie, et cela sans être même tenu de le rendre si un jour la capricieuse fortune venait à lui sourire. C'est d'ailleurs la doctrine de l'Église, nettement formulée par saint Thomas, et très bien expliquée dans un livre récent (*Socialisme et Christianisme*) de l'abbé Sertillanges, professeur de philosophie à l'Institut catholique. Mais laissons là ces considérations d'ordre social, renonçons au délicat plaisir qu'il y aurait à errer dans les sentiers adjacents, et reprenons notre grande route! Ce qui est sûr, c'est que le problème de l'insuffisance d'alimentation n'a pas souvent à être résolu, chez les gens bien portants; notre état social n'étant pas aussi détestable que se plaisent à le dire quelques pessimistes, ou encore quelques jouisseurs, qui semblent n'avoir pour but que de semer la haine par leurs discours et par leurs écrits. En France, personne ne meurt de faim, et bien peu de gens sont menacés d'insuffisance alimentaire, étant donné le peu qu'il faut pour vivre et se bien porter.

Là où le problème de l'insuffisance alimentaire devient, pour le médecin, d'une douloureuse perplexité, c'est quand il s'agit de malades ne pouvant ou ne voulant pas manger, ne pouvant en apparence rien digérer, vomissant tout ce qu'ils prennent, arrivés au dernier degré de la consomption, n'urinant presque plus, restant des semaines entières sans aller à la garde-robe, ne dormant plus, ne pouvant plus ni lire, ni supporter une conversation, ni penser. Tous les médecins ont vu de ces grands malades sans lésions organiques, auxquels il est très difficile de faire du bien, et auxquels on fait trop facilement du mal par une intervention intempestive. Est-il admissible que la vie persiste dans ces conditions déplorables, et faut-il, oui ou non, forcer ces malades à manger?

Il est certain que, parfois, en brusquant la résistance du système nerveux, en domptant sa révolte, on arrive à des résultats remarquables. Chez de grands névropathes, on est tout étonné de voir qu'une seule application de la sonde oesophagienne suffit pour faire renaître l'appétit, et rendre à l'estomac la tolérance qu'il avait perdue depuis longtemps. Le plus bel exemple dont j'aie souvenance, à cet égard, est celui d'une jeune femme mariée à un capitaine au long cours. Dès le lendemain du mariage, il l'emmenait en voyage de noces à San Francisco, en passant par le détroit de Magellan, sur un navire à voiles. Pendant ce voyage, qui dura six mois, la jeune femme commença à éprouver divers symptômes morbides. Elle en arriva à être gravement atteinte, et on dut la faire revenir, par les voies les plus rapides, de San Francisco à Paris, où elle désirait se confier à mes soins. A son arrivée, je trouvai une véritable loque humaine, ayant toutes les apparences d'une tuberculeuse avancée; l'auscultation ne révélait cependant rien. Pendant les trois premières semaines de son séjour à Paris, elle avait une inappétence absolue, ne tolérait aucun aliment, pas même le lait coupé, et était dévorée par une fièvre qui atteignait, le soir, 44°. La température s'abaissait à 40° le matin. Bien que la chaleur de la peau fût mordicante, bien que la malade n'eût aucun intérêt à me tromper puisque c'est de son plein gré qu'elle m'avait appelé, je me refusai à croire à la possibilité d'une fièvre aussi ardente et aussi continue. Je m'attachai à vérifier et à faire vérifier avec le plus grand soin les indications thermométriques; elles étaient parfaitement exactes. C'est alors que, en désespoir de cause, voyant que ni la quinine en injections ni les lotions fraîches ne modifiaient cette température, je me décidai à recourir aux lumières du Dr Babinski, qui, après examen, me dit: «Je ne trouve pas, non plus, de tuberculose, il n'y a certainement pas d'impaludisme; nous sommes donc en présence d'une de ces hyperthermies comme on en rencontre chez les grandes hystériques. Mais le plus pressé est d'empêcher cette femme de mourir de faim, et, puisqu'elle ne peut pas manger, il faut la suralimenter par la sonde.» Ainsi fut fait; et, après cinq repas assez copieux donnés à la sonde, la malade retrouva l'appétit, la fièvre tomba, le sommeil revint. Deux mois après, elle pouvait quitter Paris, et, vingt-huit mois après, je recevais une lettre m'annonçant la naissance d'un enfant. Suivant la formule traditionnelle, la mère et l'enfant se portaient bien.

Autre exemple. Quand j'étais au Val-de-Grâce, le professeur Delorme m'invita à voir l'un de ses malades, opéré depuis dix jours, et qui, depuis, ne voulait pas manger. Il était guéri de son opération, n'avait aucune fièvre, aucune lésion organique, mais il se refusait obstinément à avaler quoi que ce fût. C'était probablement le choc opératoire qui avait produit une folie passagère. Ce qu'il y a de certain, c'est qu'il maigrissait à vue d'oeil. Je n'hésitai pas, alors, à lui donner du premier coup, par la sonde, avec le plus de douceur et de bienveillance possible, un repas complet; dès le même soir, il demandait à manger, et, s'étant mis à digérer, il était guéri. Huit jours après, il sortait de l'hôpital en très bon état. Nul doute encore que, chez les aliénés, il ne soit du devoir strict du médecin de prolonger l'alimentation à la sonde aussi longtemps qu'elle est nécessaire, après s'être toutefois bien enquis du fonctionnement du système digestif. Il y a là de grosses difficultés cliniques.

D'une façon générale, cependant, nous hésitons toujours à employer ce moyen brutal qu'est la sonde oesophagienne; le plus souvent, quand l'alimentation est indiquée pour une grande neurasthénique qui ne veut ou ne peut pas manger, nous la lui imposons par suggestion à l'état de veille. Mais là n'est pas encore la difficulté véritable. La vraie difficulté est de savoir à quel moment il faut alimenter. La responsabilité du médecin est, quelquefois, bien gravement engagée dans ce problème. S'il alimente à tort, soit à la sonde, ou même par suggestion ou par persuasion, il risque de donner à sa malade une indigestion formidable, avec fièvre ardente et quelquefois collapsus; il risque, en d'autres termes, d'épuiser les lueurs de vie qui soutiennent l'existence de la malade. Étant donné ce que nous avons dit du peu d'aliments qu'il faut pour entretenir la vie, et les risques à redouter d'une alimentation intempestive, nous croyons qu'il faut patienter le plus possible, et ne donner à ces malades que le régime ultra-restreint, sans se laisser émouvoir par la tyrannie de l'entourage, toujours prêt à se figurer que la malade va mourir de faim. Et puis, peu à peu, quand, par une alimentation restreinte mais bien conduite, on a été assez heureux pour vaincre l'intolérance gastrique,—et on y arrive toujours,—alors seulement on alimente plus généreusement.

Nous savons que ce n'est pas la manière de procéder habituelle de nos confrères renommés pour le traitement des grandes névroses; mais nous ne pouvons pas admettre que tous les malades, quel que soit le degré de leur «maladie», soient justiciables d'un même procédé thérapeutique, et que, après six jours de repos au lit et de régime lacté, il suffise de leur dire: «Mangez, je l'ordonne!» pour qu'ils mangent et qu'ils digèrent n'importe quoi. Ils mangeront peut-être, mais tous ne digéreront pas.

III. *Alimentation insuffisante en qualité.*—Si l'insuffisance alimentaire quantitative joue, dans la pathogénie de la «maladie», un rôle relativement minime, il n'en est pas de même de l'insuffisance qualitative; et la défectueuse qualité des aliments est un ennemi de tous les jours, d'autant plus dangereux qu'on ne le soupçonne point. On ne saurait croire combien les aliments les plus usuels sont frelatés. Si une chimie bienfaisante permet, par-ci par-là, de découvrir quelques fraudes, il est une chimie malfaisante qui fait tous les jours des progrès, et qui nous empoisonne sans que nous nous en doutions. Bientôt le dictionnaire des falsifications alimentaires atteindra le volume du Bottin. Mais ce n'est pas tout: les sciences physiques se mettent aussi de la partie, et, par les procédés de congélation, en particulier, on arrive à jeter sur les marchés des aliments de belle apparence, mais qui deviennent toxiques avec une rapidité surprenante. Prenons, à titre d'exemple, les poissons de mer. Je me souviens d'avoir été frappé, dans un port de mer, par la vue de gros blocs de glace que des pêcheurs emportaient avec eux. Ces blocs ne me disaient rien qui vaille; et j'appris, en effet, que ces pêcheurs partaient pour huit ou dix jours, et que, au fur et à mesure qu'ils prenaient du poisson, ils le mettaient dans la glace: de telle sorte que ce poisson congelé arrive sur nos marchés avec bel aspect, mais, passant par cinq ou six intermédiaires avant de parvenir à notre table, il y parvient à l'état d'aliment toxique.

Certains procédés de stérilisation sont également vus d'un mauvais oeil par l'hygiéniste. Pour les conserves de viande, notamment, on sait les préoccupations bien légitimes de l'autorité militaire; et le problème vient seulement d'être résolu, grâce au zèle d'une commission composée de nos plus distingués maîtres, en hygiène, en chimie, en bactériologie qui ont travaillé pendant de longs mois.

Le lait subit aussi mille et une tortures; c'est pourquoi il est si souvent un breuvage meurtrier, non seulement pour les enfants, mais même pour les adultes; et c'est quelquefois parce qu'il est falsifié, ou adultéré spontanément, qu'il est, chez les malades, d'un emploi si délicat. Remarquez que nous disons: quelquefois, car le plus souvent, si le lait n'est pas supporté par les malades, ce n'est pas parce qu'il est altéré, c'est parce qu'il est trop riche en crème, ou pris en trop grande quantité, c'est aussi sans que nous sachions pourquoi. Le simple bon sens indique alors qu'il faut soit l'écrémer, ou s'en abstenir, sans poursuivre le projet insensé de vaincre l'intolérance des malades. A cela on y arrive parfois, quand le malade est complaisant, mais le plus souvent on échoue.

Les aliments adultérés, quels qu'ils soient, poissons, mollusques, viandes, provoquent des empoisonnements dont on néglige souvent de chercher la cause. Ils revêtent parfois les apparences de la fièvre typhoïde grave, ou de la typhoïdette, et, entre ces deux extrêmes, toutes les variétés cliniques se rencontrent. D'autres fois, ils empruntent le masque du choléra ou de la cholérine. Il va de soi que le traitement consiste à attendre que l'économie soit débarrassée de ces poisons (diète absolue d'abord, puis tisanes et repos); quant à chercher à favoriser l'élimination des poisons par des purgatifs ou des vomitifs, c'est très légitime en théorie, mais, en fait, très dangereux, car on ajoute ainsi un élément de perturbation qui aggrave parfois grandement l'état morbide.

Ajoutons enfin que, le plus souvent, l'intoxication alimentaire n'occasionne qu'à la longue la perturbation du système digestif; et c'est alors qu'il est si difficile de rapporter les effets directs et éloignés de cette perturbation à leur cause véritable.

IV. *Alcool.*—Certes, l'alcool et toutes les boissons distillées, quelque pompeuse que soit l'étiquette de leur flacon récepteur, constituent un aliment meurtrier; et nous leur faisons grand honneur en leur conservant le nom d'aliment. C'est par déférence pour la mémoire de Duclaux, qui a excité de si vives polémiques en écrivant que l'alcool était un aliment. Les ravages produits par l'alcoolisme sont de ceux que déplorent tout hygiéniste et tout bon citoyen; aussi ne saurait-on encourager trop les ligues contre l'alcoolisme, les sociétés de tempérance, etc. Mais que peuvent tous ces petits efforts contre les vraies causes de l'alcoolisme, qui se rattache aux conditions économiques de la société? L'alcoolisme durera aussi longtemps que l'impôt sur l'alcool, qui, au dernier exercice, avait rapporté à l'État 358 392 000 francs (et dans ce chiffre ne sont pas compris les droits sur les vins, cidres, bières, etc.); aussi longtemps que la puissance électorale du marchand de vin; aussi longtemps que le malaise de l'ouvrier, poussé au cabaret par la destruction du foyer et l'insalubrité du logis...

Et l'on ne peut même s'empêcher, tout en souhaitant sincèrement le succès des généreux efforts des ligues anti-alcooliques, de conserver un reste de pitié pour les malheureux qui trouvent dans l'alcool un oubli momentané aux misères humaines. C'est souvent leur malheur, et non leur faute, s'ils tombent dans la dégradation progressive qu'on déplore à trop juste titre.

Mais autant est légitime la campagne contre les boissons distillées, autant, à notre avis, les boissons fermentées devraient trouver grâce devant la rigueur des hygiénistes; et nous pensons que la ligue anti-alcoolique française, pour ne parler que d'elle, compromet d'une façon irrémédiable le résultat qu'elle poursuit, si elle continue à proscrire les boissons *fermentées*. Qu'un intellectuel dyspeptique ne tolère pas une goutte de vin à ses repas, c'est chose possible, et il fera bien de s'en abstenir; mais proscrire le vin, la bière, le cidre, c'est commettre une faute contre le bon sens. Il y a quelques années, on pouvait dire qu'un litre de vin représentait 100 grammes de mauvais alcool; mais depuis la surproduction des vignes françaises, et depuis qu'on a diminué les droits d'octroi, le vin est devenu une boisson hygiénique, quand elle est prise à petite dose par des gens dont l'estomac n'est pas délabré. Certes, l'ouvrier chargé de famille ferait mieux, comme le lui conseillent les hygiénistes en chambre, de dépenser à l'achat d'aliments azotés, ou hydro-carbonés, le franc qu'il dépense à acheter du vin; mais que deviendrait la vie si elle était soumise aux tyrannies des théoriciens hygiénistes?

Pour les soldats, en particulier, il serait à souhaiter que le vin entrât dans la ration réglementaire. Presque tous apprécient énormément le vin, et rien ne leur va plus au coeur que l'attention du chef qui leur octroie aimablement un quart de litre de vin. Malheureusement, il ne faut pas songer avant longtemps à introduire l'usage régulier du vin dans l'armée, à cause de la dépense: si l'on voulait se rappeler que, chaque fois qu'on augmente d'un centime par jour la dépense du soldat français, le budget se trouve grevé d'un million par an, on mettrait fin du coup à toutes les discussions, plus ou moins intéressées, qui font perdre à nos législateurs un temps précieux.

Un esprit chagrin pourrait nous répondre que l'eau stérilisée que l'on donne aux soldats coûte plus cher que le vin, si l'on tient compte du prix d'achat des appareils stérilisateurs, du prix du combustible, et surtout de la répugnance invincible qu'ont les soldats à boire cette eau cuite, presque toujours tiède malgré les soins qu'on met à la refroidir après la stérilisation; mais nous aurions mauvaise grâce à nous associer à ces critiques. Il ne faut décourager les efforts de personne.

Je m'empresse d'ajouter que, si le vin est une boisson recommandable pour l'adulte valide, chez le malade le vin et les autres boissons fermentées sont, en général, de véritables toxiques; et c'est par la suspension du vin qu'il faut commencer le traitement de tous les dyspeptiques. Mais quand l'estomac a cessé de protester, quand il s'agit d'aider à la reconstitution du système nerveux, le vin devient un adjuvant utile; et non pas sous une forme pharmaceutique quelconque, mais sous la forme de bon vin naturel peu acide (bordeaux, vin d'Algérie, du Midi, etc.).

En résumé, les erreurs de l'alimentation sont essentiellement regrettables, comme le sont toutes les erreurs contre la véritable hygiène; elles entrent pour une bonne part dans la genèse de la «maladie»; mais elles ont été dénoncées de toutes parts, étudiées à fond, tandis que les influences qui nous restent à passer en revue agissent plus profondément encore, d'une manière plus insidieuse et plus malfaisante; et leur rôle pathogénique n'est, en général, pas apprécié à sa juste valeur. Nous voulons parler des influences morales.

II.—CAUSES MORALES

Ce n'est pas d'aujourd'hui qu'on admet l'influence du moral sur le physique; mais, malgré les travaux de divers philosophes, les médecins en général ne connaissent pas encore assez cette influence du moral, et ne lui attribuent pas assez d'importance. En réalité, elle joue un rôle énorme, et dans presque tous les cas elle se rencontre, pour qui sait la chercher. Malheureusement, pour faire de semblables enquêtes, il faut beaucoup de temps, il faut que le médecin devienne le confident, l'ami de son malade, et qu'une regrettable suspicion de l'entourage ne l'empêche pas d'accomplir son oeuvre. Il faut, en outre, que le médecin ait des qualités de psychologue. Il doit savoir lire dans la pensée du sujet, deviner ce qu'on lui laisse entendre à mots couverts.

Chez l'adulte des deux sexes, les causes morales de «maladie» sont multiples, et peuvent être rapportées aux quatre grands chefs suivants, que nous classons par ordre d'importance effective, sans aucune prétention psychologique:

1° Pertes matérielles, pertes de fortune, pertes au jeu, etc., ambitions déçues.

2° Influences qui compromettent, par une action lente et continue, la quiétude de l'âme (passions contrariées, chagrins d'amour).

3° Inquiétudes d'origine altruiste (chagrins occasionnés par l'éloignement ou la perte d'êtres aimés).

4° Choc moral et choc traumatique.

1° *Pertes matérielles.*—Les pertes de fortune, les changements de situation, sont des facteurs moins importants qu'on ne se le figure d'ordinaire, relativement à l'éclosion de la «maladie». Une fois le premier choc reçu, les victimes s'adaptent assez vite aux nouvelles conditions d'existence qui leur sont faites, si elles n'ont pas, par ailleurs, à s'alarmer pour leurs enfants, et si elles sont préalablement bien portantes. On pourrait paraphraser la pensée d'Horace, en disant: *Sanum et tenacem impavidum feriunt ruinae.* C'est ainsi qu'on a pu définir l'homme: «Un être qui s'habitue à tout»; et c'est peut-être la meilleure définition qu'on en ait donnée.

Mais il n'en est pas moins vrai que, dans certains cas, les perturbations dans la situation sociale, les pertes d'argent, provoquent des assauts considérables,—que le médecin doit savoir deviner,— capables de produire la «maladie», et surtout de l'aggraver quand elle existe déjà à un degré quelconque. Voyez ce diabétique qui, d'un jour à l'autre, rend une quantité triple de sucre, et cherchez bien: c'est souvent parce qu'il a eu, la veille, une perte d'argent.

Les pertes au jeu sont encore plus pathogènes qu'une perte survenue accidentellement ou par imprudence; c'est que le jeu, en lui-même, a une influence morbide considérable. Le joueur, en effet, vit dans un milieu anti-hygiénique; il joue, le plus souvent, la nuit, et se prive de sommeil; en outre, son surmenage émotionnel est doublé de surmenage cérébral; bref, la funeste habitude du jeu mérite une place d'honneur parmi les causes morales pathogènes.

Les ambitions déçues ont beaucoup d'analogie avec les pertes au jeu. Ici l'enjeu, au lieu d'être une somme d'argent, est un grade, une décoration, un hochet quelconque, auquel l'intéressé attribue quelquefois une importance qui nous fait sourire, mais qui, cependant, lui tient grandement au coeur: car tout est relatif dans la vie, et l'ambition déçue après de longs efforts, après des tentatives souvent répétées, se traduit par l'apparition de la «maladie». Qui ne connaît, dans son entourage, un officier navré d'avoir à prendre sa retraite sans avoir obtenu le grade ou la distinction rêvés, et qui fait le malheur d'une famille, et son propre malheur, au point d'en perdre la santé, ou quelquefois la vie? «Vanité des vanités», disait le sage; mais c'est de cette nourriture que vivent les hommes.

2° *Influences qui compromettent la quiétude de l'âme*—Les unes agissent par leur continuité: ce sont les coups d'épingles incessants dans un ménage où il y a incompatibilité d'humeur, les petites querelles de famille quotidiennes, l'impossibilité de fuir un milieu où l'on ne se sent pas à l'aise. C'est le fait d'être souvent en butte aux taquineries ou aux caprices d'un chef avec lequel on ne s'entend pas, d'avoir à subir l'autorité malveillante d'un parent, d'une mère. La victime se trouve tiraillée à tout instant, retenue, d'un côté, par la notion plus ou moins forte du devoir, et, d'un autre, poussée à la révolte par les vexations, réelles ou imaginaires, qu'elle subit. Ce supplice incessant finit par «énerver»,—c'est le mot qu'on emploie journellement,—autrement dit, finit par amener la «maladie», à un degré variable: et l'une de ses formes les plus connues s'appelle le délire de la persécution, quand le trouble mental domine la scène morbide. Mais, si l'on étudie de près un «persécuté», on verra bien vite qu'il n'est pas malade que de la tête; il digère mal, il est constipé, il maigrit, il a souvent des battements de coeur, de la dyspnée, la peau sèche, etc., etc.; toutes ses fonctions sont en délire. Tout est fou chez l'aliéné, parce que l'aliéné n'est pas autre chose qu'un «grand malade».

D'autres fois, c'est une passion vive, intense, qui compromet l'équilibre de la santé. La passion amoureuse mérite, à ce titre, d'être signalée au premier rang; nous en avons dit un mot déjà, à propos de la jeune fille: mais ici nous l'étudions dans sa forme ardente, fougueuse, la forme qu'elle revêt chez l'être adulte. Alors elle met le système nerveux dans un état d'éréthisme, d'hyperesthésie, qui peut se traduire par la production de chefs-d'oeuvre, comme le second acte de *Tristan et Yseult*, ou comme la *Nuit d'Octobre*, mais qui amène souvent, chez celui qui en est victime, une perturbation générale de la santé, quand un obstacle d'ordre moral ou matériel empêche cette passion de se satisfaire. La victime perd alors le sommeil, s'agite dans le vide, est dans un état d'inquiétude mentale qui compromet les fonctions digestives; l'estomac entre en scène, le cercle vicieux s'établit; la «maladie» est constituée. Elle durera tant que durera sa cause, ou qu'une savante hygiène morale n'aura pas porté le remède efficace. Bien souvent, d'ailleurs, le temps seul est le remède; et il faut savoir attendre, sans imposer au malade une médication perturbatrice, qui aggraverait son état.

Lorsque la victime est obligée de garder pour elle son secret, sans pouvoir le communiquer à un confident, sa situation est encore plus lamentable. Souffrir en silence, c'est deux fois souffrir; de là l'importance que prend le médecin, lorsqu'il parvient à inspirer confiance à son malade et à provoquer chez lui des confidences, qui le soulagent plus que ne le feraient l'hydrothérapie ou l'électricité.

Combien de femmes sont malheureuses en ménage sans que personne s'en doute! Elles dissimulent avec un soin jaloux à leur famille, à leurs amis les plus intimes, les tortures quotidiennes. Et combien leur misère n'est-elle pas atténuée quand elles peuvent confier leur chagrin à un homme de bon conseil?

3° *Inquiétudes d'origine altruiste.*—Les inquiétudes relatives à la santé d'un être cher sont souvent aussi une cause de neurasthénie, et il n'est pas rare de voir les divers membres d'une famille devenir, tour à tour, malades, par le fait des préoccupations et des fatigues qu'a causées l'atteinte d'un premier membre. Une mère qui, comme je l'ai vu, passe vingt jours et vingt nuits sans quitter le chevet de son enfant atteint de fièvre typhoïde, sera une malade lorsque l'enfant sera guéri. Elle pourra peut-être devenir, à son tour, une typhoïdique; mais, même si elle ne prend pas la fièvre typhoïde, sa santé sera ébranlée pour longtemps. De même encore le fait d'avoir un enfant infirme, qu'on voit du matin au soir, empoisonne assez l'existence pour entraîner, quelquefois, la «maladie».

Dans une famille bien unie, la névrose de l'un des membres ébranle tellement le système nerveux des autres, que la nécessité de la séparation s'impose. La contagion de la névrose n'est cependant pas une «contagion» au sens propre du mot; mais, en pratique, on est souvent appelé à traiter le malade comme s'il était contagieux, dans son propre intérêt et dans celui de son entourage.

Le départ des êtres qui nous sont chers est un autre facteur important de «maladie»:—même la séparation momentanée, (femmes de marins ou de militaires partant en campagne),—sans compter que le chagrin de la séparation se double, en ce cas, d'inquiétude pour les dangers que va courir l'être aimé. On voit alors la «maladie» survenir au bout de quelque temps, revêtir une forme quelconque, avec des manifestations variant à l'infini (insomnie, gastralgie, phobies, etc.), tous symptômes traduisant le malaise du système nerveux central, qui ne s'atténuera que quand la cause disparaîtra. Et même, une fois la cause disparue, il pourra persister encore des mois et des années, parce que l'habitude morbide est prise, parce que le système nerveux a reçu le choc. La cellule continuera à vibrer de travers, comme la surface d'un lac continue à être agitée bien longtemps après la chute de la pierre qui a troublé son repos.

Quand la séparation est définitive, le mal est plus profond encore, et l'expression de «vie brisée» est absolument juste. La perte d'un être cher atteint la vie dans ses sources profondes, amoindrit, d'un seul coup, le capital biologique. Le malade traînera une existence plus ou moins lamentable, et plus ou moins prolongée; mais les moyens thérapeutiques les plus actifs ne le guériront pas. Seule une saine philosophie atténuera ses maux, et le médecin a surtout à lui offrir une bonne psychothérapie. Le temps, aussi, devient un remède avec lequel il faut compter; le rôle principal du médecin, dans les cas de ce genre, doit être d'empêcher l'organisme de s'effondrer, pour permettre au temps d'accomplir son oeuvre réparatrice.

4° *Choc moral et choc traumatique.*—Une émotion violente, quelle qu'en soit la cause, peut également amener la «maladie» sous une forme quelconque, et parfois lui faire revêtir immédiatement, sans transition, les formes les plus graves. Je connais un officier très distingué, et bien portant jusqu'alors, qui, étant à l'École de guerre, fit une chute de cheval sur la tête. Après deux jours de perte presque complète de connaissance, il recouvra successivement la parole, la mémoire, le mouvement, les forces; mais il était devenu un malade. Depuis douze ans, il traîne une existence pitoyable. Ce ne sont pas seulement les fonctions cérébrales qui sont atteintes, chez lui; elles sont même relativement respectées, il n'a que des vertiges, des bourdonnements de l'oreille gauche, des picotements dans les yeux, de la difficulté à lire et à causer. Au demeurant, son intelligence est restée intacte: mais toutes ses autres fonctions ont été perturbées. Il a des névralgies erratiques,—plusieurs médecins ont cru que c'était un candidat à l'ataxie locomotrice,—et surtout il a les troubles digestifs les plus variés (gastralgie, pesanteurs, gaz, ainsi que de l'entérite membraneuse avec alternative de constipation opiniâtre et d'une diarrhée qu'il est difficile d'arrêter). Les forces sont tellement réduites qu'il peut à peine faire deux ou trois kilomètres, bien qu'il ait conservé les muscles d'un homme vigoureux. Chez ce type de malade, atteint de ce qu'on appelle la «neurasthénie hystéro-traumatique», ce sont les troubles digestifs qui sont au premier plan, bien que le choc ait porté sur la tête.

De même une frayeur, sans qu'il y ait eu de *trauma* véritable de la boîte crânienne, suffit pour amener le choc déterminant la «maladie». J'ai vu à la Salpêtrière, autrefois, une malade qui, dès le début du siège de Paris, devint folle pour avoir vu éclater un obus à ses pieds. On comprend donc qu'une série d'émotions et de frayeurs arrive au même résultat. De là l'énorme proportion d'aliénés observée après le siège de Paris; de là, la multiplicité des cas de psychonévrose, d'aliénation mentale, signalés dans l'armée russe pendant le cours de la guerre russo-japonaise. Jamais, depuis que les hommes s'entre-tuent, le système nerveux des belligérants n'avait été soumis à d'aussi dures épreuves. Tous les facteurs morbides s'accumulaient, chez les Russes, pour produire le désarroi du système nerveux. Éloignement de la patrie, voyage prolongé en chemin de fer, alimentation insuffisante, manque de confiance dans les chefs, menace incessante de surprise, surmenage physique s'ajoutant au surmenage émotionnel; c'est plus qu'il n'en faut pour rendre malade le malheureux soldat ou officier russe, pour peu qu'il soit prédisposé par l'alcoolisme ou par l'hérédité nerveuse. Mais que faire contre un semblable état de choses? L'homme sensé ne peut que déplorer l'inanité des efforts de tous les pacifistes.

Ces «maladies», consécutives au fléau qu'on appelle la guerre, ne sont pas assez connues du monde extra-scientifique. On se figure volontiers que, quand la guerre a pris fin, tout est fini. Il n'en est rien; c'est pendant quinze et vingt ans que les néfastes effets d'une guerre se font sentir. Pendant vingt ans, nous avons eu à soigner des officiers qui avaient pris le germe de leurs «maladies» pendant la campagne de 1870, et surtout pendant la captivité.

Dans un cadre plus restreint, nous voyons tous les jours l'influence du choc chirurgical sur la genèse de la névrose. On commence à connaître les psychonévroses consécutives aux grandes opérations: mais c'est un point sur lequel il convient d'attirer l'attention, pour modérer le zèle chirurgical des opérateurs. Ils doivent savoir que, quand l'opération est finie et bien finie, tout n'est pas terminé, et que le patient, sorti guéri de leurs mains, est quelquefois «un malade» qui restera tel pendant plusieurs années. Le choc traumatique produit par l'intervention chirurgicale suffit pour expliquer ces accidents tardifs.

J'ai, pendant longtemps, donné des soins à une dame qui, d'une très belle santé jusqu'à trente-huit ans, est devenue grande nerveuse, avec anorexie, amaigrissement, etc., immédiatement après une opération de tumeur bénigne du sein. Depuis lors, elle est sans cesse préoccupée de la récidive possible d'une tumeur du sein, et sa vie est empoisonnée par des malaises de tout genre qu'elle n'avait pas avant l'opération.

Il faut aussi savoir qu'une intervention chirurgicale, même de moindre importance encore, d'importance ultra-minime, peut mettre le système nerveux dans un état d'ébranlement durable: c'est quand elle occasionne une violente douleur. La douleur provoque une fuite nerveuse énorme. Ainsi je connais une jeune fille, de bonne santé antérieure, qui est devenue neurasthénique immédiatement après des opérations sur les dents.

Inutile de dire que, quand les interventions chirurgicales sont pratiquées sur des personnes dont le système nerveux est déjà ébranlé plus ou moins, elles deviennent une cause d'aggravation notable. La seule crainte de l'opération possible suffit pour provoquer une aggravation de la névrose. Est-il un médecin qui n'ait pas vu accourir chez lui, forçant sa porte, une cliente, affolée parce qu'elle a constaté sur elle, ou cru constater, une tumeur du sein? Et c'est bien autre chose encore quand le diagnostic est douteux, quand la malade va de chirurgien en chirurgien pour obtenir un avis ferme; jusqu'à ce qu'elle soit fixée sur son sort, elle est dans un état d'anxiété que ne connaissent peut-être pas assez les chirurgiens, et qui devrait leur dicter leur conduite non pas seulement au point de vue opératoire, mais au point de vue psychique.

Personne plus que moi n'admire les chirurgiens. Leur sang-froid, leur maîtrise d'eux-mêmes, leur habileté manuelle m'étonnent; les merveilleux résultats qu'ils obtiennent le plus souvent me font les considérer, au total, comme de vrais bienfaiteurs de l'humanité. Aussi ai-je l'espoir qu'ils ne m'en voudront pas si je me permets de faire remarquer que, à côté de beaucoup de bien, ils font un peu de mal, et un mal qu'ils pourraient ne pas faire s'ils connaissaient mieux les répercussions qu'ont, sur le système nerveux, leur intervention, et aussi les soins qu'ils donnent à leur malade après l'opération. Je voudrais ne les voir intervenir qu'en cas d'absolue nécessité, se défendre énergiquement contre les opérations qu'on pourrait appeler de complaisance:—comme celle qui a été pratiquée, contre mon avis, sur une malade qui se croyait atteinte d'appendicite chronique, et qui n'était que grande nerveuse. Cette malade avait déjà appelé, malgré moi, quatre chirurgiens qui n'avaient pas voulu opérer; un cinquième se décida à le faire, sans avoir de conviction absolue, au sujet de l'existence d'une appendicite, mais avec la persuasion que la malade, débarrassée de son obsession en même temps que de son appendice, recouvrerait la santé. Or il n'en fut rien: l'appendice était sain, et la malade, légèrement améliorée pendant un mois, par le fait du repos au lit, du régime sévère, de l'espoir qu'elle avait, et que je fus le premier à entretenir, vit bientôt son état devenir pire qu'avant l'intervention.

Je demanderai aussi à nos confrères les chirurgiens de tenir le moins possible les malades en suspens pour savoir si l'on opérera, et quel sera le jour de l'opération. Cette attente, cette perplexité, sont angoissantes au premier chef pour les personnes déjà nerveuses. Et je leur demanderai, enfin, de ne pas, si possible, faire oeuvre médicale après l'opération... Je sais bien que, dans certains cas, le chirurgien doit suralimenter et même médicamenter son opéré, au risque de lui fatiguer l'estomac, et de compromettre les résultats qu'une savante hygiène alimentaire avait difficilement obtenus, pendant les mois ou les années qui ont précédé l'intervention. Là, il y a force majeure; et, dans un cas semblable, M. Campenon me disait qu'il savait bien faire de la mauvaise besogne, mais il se comparait aux pompiers que n'arrête pas la considération de dégâts limités, quand il s'agit de sauver un immeuble. Mais, le plus souvent, l'opéré guérirait sans intervention médicale et sans champagne, sans suralimentation, sans médicaments, sans morphine, sans purgatifs, sans lavements, et, au sortir de la maison d'opérations, son système nerveux serait moins ébranlé qu'il ne l'est. Il serait plus vite remis du choc traumatique inévitable, qui, à lui seul, est un important facteur de dépréciation de la valeur biologique.

Pourquoi, par exemple, ce besoin de donner de la morphine aux malades, et à des doses effrayantes? Je sais bien qu'en général ces doses invraisemblables,—de 1 à 2 centigrammes répétés deux fois par jour,—sont tolérées, pendant les premiers jours qui suivent l'opération, parce que l'opéré a une telle sidération du système nerveux qu'il ne réagit pas au poison[8]. Mais combien, aussi, ont des vomissements et des symptômes d'intoxication grave? Et plus fâcheux encore est le résultat quand le malade se met à aimer l'odieux poison, et devient morphinomane,—ce qui arrive quelquefois. De grâce, réservez donc la morphine pour les cas exceptionnels de souffrance, et n'en confiez pas l'administration à une garde, si bien intentionnée et si intelligente que vous la supposiez; vos malades n'en seront que plus vite guéris!

Note 8: (retour) J'ai traité plus longuement ce sujet dans le *Bulletin de la Société Thérapeutique*, novembre 1905.

Ou bien encore cette habitude de purger les malades, deux ou trois jours après l'opération, de leur donner des lavements, alors qu'ils auraient tant besoin de repos! La constipation n'est-elle donc pas un symptôme, une manifestation, presque inévitable, de l'ébranlement du système nerveux provoqué par le choc opératoire? Laissez le système nerveux reprendre son équilibre, et la constipation disparaîtra d'elle-même, quand l'opéré, sollicité par son appétit spontanément renaissant, recommencera à manger.

Et ne croyez pas que ce soit là de la théorie, une simple vue de l'esprit d'un rêveur qui n'a pas vu d'opérés! La démonstration a été faite pour moi, d'une façon décisive, comme dans une expérience de laboratoire. Quand j'étais au Val-de-Grâce, le professeur Delorme a bien voulu m'associer aux longues recherches qu'il a faites pour provoquer la constipation chez ses opérés. Or, de tâtonnements en tâtonnements, il en était arrivé à constiper tous les hommes ayant à subir des opérations dans les régions abdominales, inguinales et crurales; il évitait ainsi la souillure, et, par conséquent, le renouvellement des pansements. Et ce n'était pas une constipation de deux ou trois jours qu'il provoquait, mais bien de douze ou quinze jours. Chez un malade de mon service, opéré par lui pour une cure radicale d'hémorroïdes, la constipation a été entretenue pendant dix-huit jours. J'ai demandé récemment à M. Delorme s'il était toujours fidèle à cette pratique; il m'a répondu affirmativement, et il a bien voulu dresser pour moi une statistique de laquelle il résulte que, depuis le jour où il m'avait convié à assister à ses premiers essais, en 1889, il avait opéré, après constipation provoquée, tant au Val-de-Grâce qu'à l'hôpital de Vincennes, 1600 cures radicales de hernies, 50 cures radicales d'hémorroïdes, 500 varicocèles, 30 castrations, 500 opérations variées de la sphère inguino-génito-périnéo-fessière, enfin qu'il avait constipé méthodiquement 15 hommes atteints de fractures de la cuisse, pour que leurs appareils contentifs ne fussent pas souillés.

C'est une partie de ces faits que M. Delorme a brillamment exposés à la Société de Chirurgie, en 1892. Il y a présenté une série de 160 courbes thermiques, démontrant que la température n'a pas monté au-dessus de la normale, pendant toute la durée de la constipation, et que, même, elle a souvent été abaissée un peu au-dessous de la normale (90 fois sur ces 160 observations). Dans quatre cas seulement, elle a dépassé la normale, mais c'était par le fait de «maladies» accidentelles: intoxication iodoformée, rhumatisme aigu, congestion pulmonaire (deux fois). Chez 110 opérés de cures radicales, il y eut parfois des coliques, mais sans la moindre importance. Elles disparaissaient après l'émission spontanée de gaz. La langue, saburrale les premiers jours, reprenait bientôt l'aspect normal; l'appétit était conservé chez la majeure partie des constipés. Dès le troisième jour, on leur donnait à manger des potages, des oeufs, de la viande blanche, du vin, en évitant que les aliments capables de donner des déchets. Le sommeil restait bon, le caractère ne laissait voir aucune modification, la soif n'était pas excessive, et les analyses d'urines, faites par le professeur Burcker, ont démontré que l'économie ne subissait, du fait de la constipation provoquée, aucune influence néfaste. La première selle était, parfois, facile et spontanée; d'autres fois elle était pénible; c'est ainsi qu'un malade ne put aller à la garde-robe que le vingt-deuxième jour. En vain avait-on essayé sur lui les purgatifs, les lavements, depuis quatre jours; ce n'est que quand on le fit marcher qu'il parvint à aller à la selle. Les selles suivantes étaient habituellement aisées, et les fonctions de l'intestin reprenaient leur régularité. «Ma communication, ajoutait M. Delorme, pourrait avoir plus qu'un intérêt clinique, étant donnée les théories qui ont cours sur l'importance et la fréquence des intoxications intestinales. Mais je désire rester exclusivement sur le terrain de la pratique, et je conclurai en disant que, chez les hommes adultes et sains surpris par un traumatisme chirurgical qui doit guérir par première intention, la constipation, provoquée pendant huit à quinze jours, n'a pas les inconvénients qu'on lui attribue généralement.»

Je ne dirai pas par quels procédés M. Delorme est arrivé à obtenir ces constipations prolongées, si peu nuisibles aux opérés: car ce serait sortir de mon sujet; mais ce qui résulte de cette trop longue digression, c'est que la constipation de quelques jours, survenant d'elle-même et presque fatalement chez les opérés, quels qu'ils soient, ne doit pas préoccuper les chirurgiens, ni les entraîner à imposer à leurs opérés des purgations qui, fatiguant leur système nerveux abdominal, ont forcément un retentissement sur leur système nerveux central, et contribuent à en faire des malades, alors qu'au début ils n'étaient que des blessés, ou bien à aggraver leur «maladie», quand ils étaient déjà des malades avant l'opération.

Je n'ignore pas que, d'autre part, les accoucheurs affirment que la constipation est l'ennemi des femmes qui viennent d'accoucher. Je n'ose pas m'inscrire en faux contre cette opinion générale: mais peut-être serait-elle, comme tant d'autres affirmations, passible d'un procès en révision.

III.—CAUSES ACCIDENTELLES

Nous venons d'énumérer les principales causes d'ordre psychique qui amènent la déchéance, totale ou progressive, du capital vital de l'homme ou de la femme adultes. Ce sont elles qui, combinées ou non aux autres influences néfastes (surmenage cérébral, surmenage musculaire, alimentation défectueuse, etc.), provoquent le plus souvent la «maladie».

Mais, d'autres fois, comme chez l'enfant du premier âge, comme chez l'adolescent, la «maladie», chez l'adulte, est provoquée par une affection aiguë qui le frappe en pleine santé: telle la fièvre typhoïde, qui, véritable intoxication, surprend l'adulte dans le cours d'un état d'équilibre irréprochable, et qui, chose curieuse, paraît être d'autant plus grave que le sujet était plus robuste.

La fièvre typhoïde, dis-je, peut parfois provoquer la «maladie». Ainsi, je connais un homme de quarante-huit ans, qui a vu sa santé irrémédiablement ébranlée à la suite d'une fièvre typhoïde survenue à l'âge de vingt ans. Mais le cas est rare; souvent, au contraire, on observe qu'une fièvre typhoïde, survenant chez un individu malingre, lui donne une santé, pour la suite, qu'il ne se connaissait pas jusqu'alors. Est-ce parce que, jusqu'alors, il surmenait son estomac, et que la diète imposée par la fièvre typhoïde a remis l'organe en état? Est-ce parce que, jusqu'alors, il se soumettait à un exercice trop vigoureux pour ses forces, et que la fièvre typhoïde, en lui imposant le repos, a rectifié ses erreurs d'hygiène musculaire? Est-ce enfin parce que la fièvre, en brûlant ce que les anciens appelaient ses «humeurs peccantes», l'a débarrassé de ses produits d'auto-intoxication antérieurs à l'affection aiguë? A vrai dire, nous ne pouvons rien affirmer, nous ne pouvons que constater le fait. Trop heureux serait celui qui pourrait connaître les causes de tous les phénomènes de la vie!

Quant aux autres affections accidentelles: rhumatismes, pneumonies, etc., dans quelle mesure créent-elles, de toutes pièces, la «maladie»? Nous pensons qu'elles ne la créent jamais, et qu'elles ne font que l'aggraver: car, toujours la «maladie» préexistait. Pour contracter un rhumatisme, une pneumonie, une angine, il faut déjà que le système nerveux se trouve dans un état d'infériorité, soit définitif, soit momentané. La première condition pour ne pas prendre les «maladies», c'est de se bien porter.

Mais il n'en est pas moins certain que l'affection accidentelle, en intervenant, imprime à la «maladie» un essor plus ou moins vigoureux, suivant l'importance de la cause pathogène accidentelle, et aussi suivant la valeur préalable du sujet.

De toutes les affections accidentelles, celle qui est le plus remarquable, à cet égard, est la grippe. La déchéance post grippale est très fréquente, et parfois d'une longueur invraisemblable. On met des années, souvent, à se remettre d'une mauvaise grippe. Et cet ennemi est d'autant plus dangereux que, loin de créer l'immunité, il a une tendance à revenir à la charge; or, dans le cours de la «maladie», chaque atteinte de grippe fait faire un pas en arrière, et compromet les résultats péniblement acquis. La grippe est l'ennemie personnelle des sujets à capital défectueux, quelle que soit, bien entendu, la forme symptomatique de leur «maladie».

C'est aussi dans la période que nous étudions que se manifeste dangereusement la syphilis contractée à vingt ans, et insuffisamment soignée; elle se traduit, maintenant, par de l'anévrisme de l'aorte, des lésions du muscle cardiaque, de la néphrite dont personne ne soupçonne la cause, des ictus cérébraux, et toutes les manifestations de la syphilis tertiaire. Elle crée de toutes pièces l'ataxie locomotrice et la paralysie générale, ou du moins elle prédispose singulièrement le terrain à l'apparition de ces cruelles «maladies», d'évolution fatalement progressive. On commence à connaître ses méfaits, dans le monde des assurances, et à savoir que la syphilis n'est pas un brevet de longue vie! D'un travail statistique fait par le Dr Rungberg pour une Compagnie d'assurances, il résulte que l'âge moyen de la mort des syphilitiques assurés à cette Compagnie a été de quarante-trois ans et quatre mois, et que, au point de vue des causes de mort, la syphilis vient immédiatement après la tuberculose.

IV.—INFLUENCES MORBIGÈNES SPÉCIALES A LA FEMME

Toutes les considérations que nous venons d'exposer peuvent s'appliquer également à l'un et à l'autre sexe: mais la femme a, en outre, le triste privilège de pouvoir être frappée par des influences morbigènes qui n'atteignent pas le sexe masculin, et qui méritent d'être étudiées à part.

La menstruation joue, dans la vie de la femme, un rôle de premier ordre. Chez la femme très bien portante, son influence est à peine perceptible, mais chez la femme déjà malade son influence est des plus nettes; chez l'aliénée, en particulier, on observe d'une façon constante, quelques jours avant les règles, une aggravation du délire; et, chez l'aliénée qui semble guérie, on ne doit prononcer le mot de guérison que quand deux périodes menstruelles se sont passées sans accident. Nous disons à dessein *deux* périodes: car si, chez les grandes névrosées, les troubles menstruels sont mensuels, chez les malades moins atteintes ils nous ont semblé souvent ne survenir que tous les deux mois[9].

Note 9: (retour) Il y a de grandes nerveuses chez qui la menstruation s'accompagne toujours d'une fièvre ardente, se prolongeant deux ou trois jours, et bien capable d'égarer le diagnostic.

Chez la grande neurasthénique qui a encore ses règles correctes, on peut affirmer que, douze jours avant l'apparition des règles, les misères nerveuses, abdominales, etc., s'accentuent considérablement, au grand désespoir des familles qui, ayant espéré la guérison, croient que tout est à refaire. Mais il n'en est rien: bientôt tout rentre dans l'ordre, quelquefois même pendant les règles, à partir du deuxième jour, et, le plus souvent, immédiatement après la cessation de l'écoulement. Les malades entrent alors dans ce qu'elles appellent leur «bonne semaine».

Le médecin doit connaître ce détail, et avertir les malades et leurs familles de la rechute, qui est inévitable tant que la «maladie» bat son plein. Quand les grandes malades n'ont plus leurs règles, ce qui est fréquent, c'est d'un pronostic assez important; et la réapparition des menstrues après deux, trois, ou six ans, comme j'en ai vu plusieurs cas, indique que la malade entre enfin dans la voie de l'amélioration, alors même qu'elle continue à souffrir.

L'influence de la grossesse est non moins évidente. Nous avons dit qu'elle était quelquefois salutaire, parce que l'utérus développé remplaçait la sangle abdominale défectueuse; mais, une fois l'utérus revenu à son volume normal, la paroi abdominale se trouve encore un peu plus flasque qu'avant; et, quand les grossesses sont répétées, la ptose abdominale devient un des principaux éléments de la «maladie». C'est alors qu'une ceinture bien faite, avec ou sans pelote à air suivant la forme du ventre, peut rendre à la malade d'inappréciables services.

Mais, entendons-nous bien: la ptose n'est pas tout, chez les ptosiques. Car enfin, pourquoi les malades ont-elles de la ptose? C'est parce qu'elles étaient déjà déséquilibrées antérieurement, c'est parce que la sangle que forment les muscles du ventre n'avait pas la tonicité normale. Si on avait soigné la future ptosique en temps utile, alors qu'elle n'avait encore que des troubles vagues du système nerveux, de l'estomac, de l'intestin, elle ne serait pas devenue ptosique, elle n'aurait pas eu besoin de ceinture, elle aurait pu avoir des grossesses multiples sans avoir de ptose. De sorte que la ceinture, cet instrument si merveilleux, ne doit, à notre avis, être considéré que comme un moyen thérapeutique d'attente. Ce qu'il faut, c'est régénérer la malade et lui permettre de se passer de ceinture.

On y parvient, sauf quand la déchéance est trop avancée, par une bonne hygiène générale, s'adaptant aux indications fournies par chaque individu. Chez les unes, la ptose guérira par l'exercice, chez les autres par le repos, chez les unes par une saison à Vichy, chez les autres par un régime restreint, chez toutes par la reconstitution du système nerveux, qui toujours laisse à désirer.

La ceinture abdominale, pour en revenir à elle, ne sera employée que le moins de temps possible. Chez les femmes non surmenées musculairement, on se trouvera bien de tonifier la sangle abdominale naturelle, soit par les exercices de plancher de la gymnastique suédoise, soit par la pratique du chant, intelligemment comprise, telle que l'enseignent les Italiens. Nul doute que, en utilisant la pression abdominale pour la pulsion de l'air, on ne fasse à la fois de la bonne thérapeutique abdominale et de l'excellent travail au point de vue du chant. Tous les chanteurs et même toutes les chanteuses dignes de ce nom ont une force extraordinaire des muscles droits antérieurs; en se contractant, ils repoussent la main qui les comprime[10].

Note 10: (retour) Il serait intéressant d'inventer un dynamomètre spécial pour mesurer la force de ces muscles chez tous les malades. Ce dynamomètre donnerait des indications très intéressantes sur la valeur biologique, car on peut dire que, tant vaut la pression abdominale, tant vaut l'individu.

On voit combien nous sommes éloignés de l'opinion qui attribue à la ptose abdominale toutes les misères des dyspeptiques, des neurasthéniques, des malades qui souffrent de l'intestin, etc. Une femme a de la ptose et mille misères variées: une ceinture fait disparaître presque toutes ces misères, c'est donc, conclut-on que la ptose était l'unique cause? Mais non; c'est toujours la théorie du moindre effort appliquée au raisonnement humain. La vérité est que la ptose est symptomatique, que la ceinture ne guérit pas la malade, ne fait que la soulager d'une partie de ses misères, et qu'il faut déjà être malade pour devenir ptosique,—en dehors, bien entendu, des cas où la contention abdominale insuffisante serait due à une éventration.

La ptose peut d'ailleurs n'être que passagère. Il existe même des ptoses qu'on pourrait appeler aiguës, si l'on nous permettait cette expression. Nous voulons parler de celles qui surviennent brusquement, dans le cours d'une bonne santé, à la suite d'un coup de froid, d'une émotion violente, d'une indigestion, d'un empoisonnement, d'une purgation. D'un jour à l'autre, on voit le ventre s'effondrer, se vider, perdre son élasticité, sa souplesse, donner la sensation d'un amas pâteux, d'un chiffon mouillé: et l'exploration ne permet plus alors de noter ni le caecum, ni le côlon. On perçoit, dans la fosse iliaque, un gargouillement dont l'on enseigne à tort qu'il appartient en propre à la fièvre typhoïde: on ne le rencontre dans la fièvre typhoïde que parce qu'on l'y cherche.

Cet effondrement abdominal s'observe en outre, dans presque toutes les «maladies» aiguës. Il est toujours l'indice d'une sidération du système nerveux abdominal; et, comme le système nerveux abdominal n'est pas sans avoir des relations intimes avec le système nerveux central, l'effondrement en question est toujours l'indice d'un état de «maladie» assez grave. Mais il peut n'être que passager, durer quinze jours, trois semaines; d'autres fois, il dure deux à trois mois, dans certains états subaigus; puis, peu à peu, on voit le ventre se ressaisir, reprendre sa forme, son élasticité, renaître: c'est le commencement de la guérison.

En même temps que le ventre s'effondre et que survient la ptose aiguë, la sonorité abdominale subit des modifications extrêmement intéressantes. Le son devient uniforme, tandis que, à l'état normal, ou dès que le ventre se ressaisit, la percussion donne des notes différentes dans les deux fosses iliaques et sur la ligne médiane. Le plus souvent, c'est l'octave qu'on observe entre le côté droit et le gauche (octave supérieure au côté droit).[11]

Note 11: (retour) **Cette exploration abdominale par la vue, le toucher, et la percussion, donne les renseignements les plus précieux sur la valeur digestive de chacun, et des indications très nettes sur le régime alimentaire qu'il convient d'imposer: régime qui doit varier, évidemment, d'un jour à l'autre, comme varient l'aspect du ventre et les sensations que donnent la palpation et la percussion. Ce sera la gloire du Dr Sigaud d'avoir su lire dans l'abdomen, et d'avoir essayé d'apprendre cette lecture à ses contemporains. Mais, il ne faut pas se le dissimuler, l'exploration abdominale est chose très difficile; je la pratique depuis dix ans que j'ai la bonne fortune d'être en relations scientifiques avec le Dr Sigaud, et je vois mieux, de jour en jour, la difficulté de cette étude, en même temps que j'en apprécie mieux toute l'importance.**

Laissons d'ailleurs la parole à MM. Sigaud et Vincent, qui résument ainsi les données de l'exploration abdominale: «Nous ne saurions trop affirmer que l'exploration méthodique de l'appareil digestif est, pour le biologiste, une source de faits inépuisable. Quelle variété de renseignements, quelle précision dans l'observation, ne devons-nous pas attendre d'un procédé à la perfection duquel nous voyons concourir les données fournies, presque simultanément, par l'ouïe, la vue, le toucher? Ajouterons-nous que, en raison de la nature spéciale

cavitaire de son tissu, le tube digestif se modifie dans sa forme, dans sa densité, dans sa consistance, sous les influences les plus légères et les plus fugitives? Alors que, chez un malade, nous ne trouvons aucune modification du côté des appareils circulatoire, pulmonaire, nerveux ou rénal, nous constatons toujours des signes positifs du côté de la sphère gastro-intestinale. Les oscillations vitales que les autres appareils organiques sont impuissants à objectiver, le tube digestif les enregistre avec une fidélité remarquable et une variété de nuances que l'on n'a point soupçonnée jusqu'ici. Et toutes les modifications de forme et de volume, d'élasticité et de résistance du tissu abdominal, toutes les variations de sonorité des membranes digestives, ne sauraient être considérées comme des faits de valeur médiocre inutilisable. Elles portent en elles-mêmes un double enseignement: elles traduisent, d'une part, les diverses modalités fonctionnelles du tube digestif, d'autre part, en vertu d'une loi sur laquelle nous allons revenir, l'orientation générale des réactions de l'organisme correspond à ces modalités digestives.» (*Mémoire* lu à la Société de Médecine de Gand, 4 avril 1905.)

Les intéressantes études de MM. Sigaud et Vincent auraient encore à être complétées par l'étude de l'auscultation abdominale; c'est là un chapitre de séméiologie qui est tout entier à faire, et que je ne puis qu'indiquer aux travailleurs de l'avenir. Munis d'un bon stéthoscope, ils trouveront dans l'auscultation abdominale des renseignements d'une valeur insoupçonnée jusqu'à ce jour.

Pour en revenir aux ptosiques, une bonne sangle leur rend un service momentané qui n'est pas à dédaigner. Elle les soulage: mais ce qui les guérit, quand il leur reste encore assez d'énergie vitale, c'est un régime approprié, et du repos ou un exercice gradué, suivant les cas. Le régime devra être celui qui donne le moins à travailler à l'estomac et à l'intestin sidérés; il devra donc être liquide ou semi-liquide. Les prises alimentaires devront être fréquentes,—très fréquentes, dans l'état aigu. Quant au repos, il s'impose; les malades, d'ailleurs, en éprouvent le besoin, et c'est dans ce cas qu'on peut dire que le lit est le meilleur des agents thérapeutiques. Quand le ventre commence à se ressaisir, le régime devra être plus substantiel: potages épais, purées légères prises toutes les trois heures en moyenne. Puis, quand il a fait un nouveau progrès, alimentation plus dense et moins fréquente (six repas en vingt-quatre heures, dont un dans le courant de la nuit: purées épaisses, macaroni, riz, poisson, oeufs). Quand il est redevenu presque normal, quatre repas par jour, assez copieux, presque égaux, dont un avec viande non saignante. Enfin, quand l'orage est passé, quand le ventre a retrouvé sa souplesse, son élasticité et sa tension, alors seulement il faut arriver aux trois repas: celui du matin, qui doit être assez copieux (café noir, oeuf ou viande froide); celui de midi, composé en général de trois articles: 1° macaroni, ou purée, ou pommes de terre en robe de chambre; 2° viande non saignante; 3° fromage, peu de pain, pas encore de vin, un verre de liquide à la fin du repas; enfin le repas du soir, plus léger, comprenant aussi trois articles: 1° potage épais; 2° oeufs ou poisson; 3° fruits cuits.

Telles sont les grandes lignes de la diététique des états aigus ou subaigus. En même temps, avons-nous dit, le repos s'impose: dans l'état aigu un repos absolu au lit; plus tard, deux heures de lever sur une chaise longue, entre les repas. Il faut faire longtemps manger les malades au lit; puis, jusqu'à guérison complète, repos horizontal après les repas; et toujours beaucoup de sommeil, même diurne, le sommeil diurne étant le meilleur agent provocateur du sommeil nocturne, à l'inverse de ce que l'on croit ordinairement.

On comprend combien, dans cet état d'équilibre instable, une violente perturbation, produite soit par une purgation, soit par un vomitif, soit par une alimentation trop hâtive, peut être défavorable au malade.

CHAPITRE IV

PSYCHOTHÉRAPIE

Nous avons, maintenant, suffisamment indiqué, les causes diverses qui produisent la «maladie». Mais cette étude même n'a fait encore que mieux nous montrer le rôle prépondérant que joue, dans l'origine comme dans l'évolution de la «maladie», l'ébranlement du système nerveux. Et de là résulte l'importance, également prépondérante, d'une médication destinée à remonter le système nerveux: médication dont un des éléments essentiels est cette «psychothérapie» qui, depuis quelque temps, a commencé à préoccuper vivement le monde médical, sans qu'on soit encore parvenu à en fixer exactement le domaine et l'application.

A en croire un certain nombre de nos confrères, français et surtout étrangers, le psychothérapie serait simplement destinée à remplacer toute thérapeutique. L'imagination, d'après ces savants, jouerait dans la production et le développement des «maladies» un rôle si énorme, qu'il suffirait de découvrir, dans chaque cas, le moyen de persuader aux malades qu'ils se portent bien, pour leur rendre aussitôt la santé. La psychothérapie consisterait donc à étudier, à ce point de vue, l'état d'esprit de chaque malade, de façon à pouvoir suffisamment s'emparer de sa confiance pour lui ordonner de se croire guéri. Mais les plus récents défenseurs de cette doctrine avouent eux-mêmes que les moyens de persuasion sont, jusqu'ici, très difficiles à trouver; et je dois dire, quant à moi, qu'une conception aussi simpliste de la thérapeutique me paraît, jusqu'à nouvel ordre, quelque peu fantaisiste.

Oui certes, la préoccupation de l'état d'esprit des malades, et de ce qu'on pourrait appeler la cure morale, doit tenir plus de place qu'elle n'en tenait, hier encore, dans la médecine officielle. Mais j'estime que la psychothérapie peut faire mieux que d'imposer aux malades l'illusion,—toujours bien brève et bien fragile,—de se bien porter: elle peut devenir un des agents les plus actifs et les plus précieux de la guérison.

Étant donnée l'idée que nous nous faisons de l'origine nerveuse de la «maladie», voici, à notre avis, la meilleure définition de la psychothérapie: «C'est l'ensemble des moyens d'ordre psychique par lesquels on améliore ou on reconstitue le capital nerveux.» Son action s'étend: 1° à toutes les déviations mentales; 2° à un grand nombre de troubles somatiques, tels que la constipation, l'insomnie, l'anorexie, etc., l'incontinence d'urine, etc.

Quant à ses moyens d'action, ils peuvent, pour la facilité de l'étude, être divisés en deux grandes catégories:

1° Moyens par lesquels on diminue les dépenses;

2° Moyens par lesquels on augmente les recettes.

I

MOYENS PAR LESQUELS ON DIMINUE LES DÉPENSES

Il est une foule de malades qui gaspillent leur influx nerveux sans le savoir; il faut leur apprendre à l'économiser, leur démontrer combien est fatigante, pour le système nerveux, l'hésitation perpétuelle, leur enseigner l'utilité qu'il y a à savoir prendre un parti dans les moindres circonstances de la vie. Il vaut mieux prendre un parti médiocre immédiat qu'un parti plus sage après hésitation. Or, pour savoir vite prendre parti et s'épargner la peine de remettre en discussion tous les motifs et mobiles qui doivent déterminer l'acte à accomplir, il y a un procédé très recommandable, qui consiste simplement à adopter des principes, et à se dire: «Dans telle circonstance, je ferai ceci, dans telle autre je ferai cela»; et puis, une fois le principe adopté, à y rester fidèle,—sans cependant en devenir esclave. Car il ne faut pas que l'entêtement remplace l'hésitation, que l'océan devienne terre ferme. Un petit moyen pratique à recommander aux hésitants, c'est de fixer, sur un agenda, tout ce qu'ils doivent faire dans la journée et les jours suivants, puis, une fois la chose écrite, d'exécuter ponctuellement ce qui aura été arrêté. La volonté parvient ainsi, peu à peu, à se discipliner, en même temps qu'on s'évite des pertes considérables d'influx nerveux.

D'une façon générale, il faut inspirer aux malades le respect du temps, leur faire comprendre que le temps, c'est l'étoffe dont la vie est faite, et qu'il n'est pas permis d'en gaspiller une parcelle: que c'est par le respect du temps qu'on trouve le moyen de faire une foule de choses utiles avec un minimum de dépense. S'ils parviennent à comprendre cette vérité, ils trouveront eux-mêmes, peu à peu, un *modus vivendi*, qui, sans qu'ils s'en doutent, leur fera faire des économies de dépense nerveuse. Recommander aux malades de prendre des habitudes *d'ordre*, de tout régler dans leur vie,—les heures du lever, du coucher, des repas, etc.,—de donner à chaque chose, à chaque préoccupation, la place et l'importance qui lui conviennent, est encore un moyen de leur épargner les dépenses nerveuses inutiles, et de faire de l'excellente psychothérapie.

Appliquons ces idées générales à un cas particulier. Voici une jeune fille atteinte de ce qu'on appelle la «folie du doute»; dès son lever, elle ne saura quelle robe mettre, elle en essaiera trois ou quatre, et finira par reprendre la première; elle passera deux heures à faire sa toilette, ne sachant si elle doit commencer par se coiffer ou par se laver les mains; et toute sa journée se passera ainsi dans un état vague d'anxiété. Le soir, la situation est plus pénible encore: la malade ne parvient pas à se coucher, elle met deux heures pour se déshabiller, s'interrompant à tout instant pour confier à un petit cahier une foule d'idées qui ont torturé son cerveau et qui n'ont pas pu prendre corps. On dirait qu'elle cherche à les fixer en les écrivant. J'ai chez moi plusieurs collections de petits registres qui sont tous inspirés par ce même esprit. Or, cette agitation stérile, continue, occasionne une dépense cérébrale énorme. Si l'on veut bien étudier une malade de ce genre, on verra qu'elle n'est pas malade que de la tête, mais que tout est malade chez elle. Elle digère mal, elle est amaigrie, elle a des urines rares et chargées alternant avec des urines claires et abondantes. Elle est mal réglée, etc.

Il lui faut donc, avant tout, un traitement général; dont nous indiquerons plus tard les grandes lignes, mais il lui faut aussi un traitement psychothérapique.—Et lequel? La première chose est de lui dire combien cette manière de faire est ridicule: cela, on n'aura pas de peine à le lui faire admettre, elle le sait très bien; le preuve, c'est qu'elle cache son infirmité avec le plus grand soin à tout son entourage. Puis il faut lui expliquer comment cette dépense nerveuse, si stérile, la fatigue, et entretient ou cause sa «maladie» physique. Enfin, d'accord avec elle, il faut lui tracer un plan de vie tel qu'au lieu de gaspiller ses forces elle les concentre, pour les diriger dans un sens déterminé. A l'une, on fera apprendre une langue étrangère, à l'autre on proposera une autre occupation, non moins précise. Le médecin s'inspirera d'une foule de considérations d'ordre secondaire; l'essentiel est qu'il atteigne son but, qui est de discipliner la volonté et d'éviter à la malade les pertes nerveuses, par une bonne orientation de son activité. Nous avons pris là, à dessein, un cas des plus difficiles à guérir: et cependant nous affirmons que la guérison y est possible, quand, à la psychothérapie, on joint un traitement somatique convenable et suffisamment prolongé.

Dans la manie aiguë, ou certaines phases de la paralysie générale, dans tous les cas de délire aigu occasionnés par les «maladies» infectieuses, l'influx nerveux subit des dépenses colossales; les fuites se font de toutes parts. La pensée est si rapide, chez le maniaque, que l'aliéniste expérimenté ne parvient pas à la suivre. Les associations d'idées se font avec une telle rapidité que le malade n'a pas le temps de les exprimer, et, quelle que soit sa volubilité, sa langue n'a pas un débit égal à celui de son cerveau. La psychothérapie peut-elle être utile à des malades de ce genre? Oui, mais, à vrai dire, son rôle est alors négatif; il faut savoir ce qu'il ne faut pas faire; il faut ne pas s'acharner à discuter avec le malade, à rectifier ses appréciations; il faut, en un mot, laisser passer l'orage, et se borner à éviter au malade toute cause d'excitation prochaine ou éloignée. Il faut se rappeler, surtout, qu'une fois l'orage passé, on aura longtemps encore à user d'extrêmes précautions, et à ménager le cerveau fragile.

Lorsque la fuite nerveuse, au lieu d'être disséminée, est limitée à un point fixe, la psychothérapie intervient d'une façon plus active. Voici un homme en proie à une obsession: une idée a envahi son cerveau, il y pense nuit et jour, en perd le boire et le manger. Toutes ses pensées ont pour pivot l'idée maîtresse, il en parle à tous ceux qu'il estime pouvoir le comprendre, il demande conseil, s'agite en vain, et, ne trouvant pas de solution, il s'épuise. Faut-il, dans ce cas, essayer de boucher la fuite, dire au malade qu'il ne doit pas penser à ce qui le préoccupe? Mais c'est lui demander l'impossible, et le torturer inutilement. Il faut, au moins une fois, lui laisser exposer, avec les plus amples détails, les causes de sa souffrance morale; mais, ceci fait, pour acquérir sa confiance, il ne faut presque plus lui permettre d'en parler, et, en échange, il faut lui trouver des dérivatifs. De même que, dans une hémorragie pulmonaire, le médecin bien avisé fait une saignée générale, qui arrête l'hémorragie, de même le psychothérapeute ne doit, pour ainsi dire, pas lutter contre l'idée obsédante, mais faire naître des courants d'idées dérivatifs; en d'autres termes, remplacer une idée morbide par une série d'idées saines. C'est la psychothérapie *dérivative.*

Un autre moyen d'économiser les fuites nerveuses, moyen à employer dans les cas exceptionnels, c'est de conseiller au malade l'acceptation du fait acquis, en d'autres termes la résignation; c'est la psychothérapie *sédative.* Que le malade accepte le fait accompli, qu'il cesse de se cabrer contre les circonstances qui ont produit ou qui entretiennent la «maladie», de se nourrir de son chagrin, de se remémorer les causes morales qui l'ont amené; et il s'évitera une fatigue nerveuse énorme. Cette passivité produira sur lui l'effet sédatif d'une sorte de sommeil de la cellule nerveuse.

Quand la résignation, au lieu d'être pour ainsi dire passive, est un acte volontaire en vertu duquel le patient accepte, en toute liberté, sans restrictions, sans protestations, ses misères, pour les offrir dans une intention quelconque, elle devient tout le contraire de la passivité, et déjà elle rentre dans la deuxième catégorie des moyens psychothérapiques. L'étude de cette résignation active va donc nous servir de transition toute naturelle.

La résignation ainsi comprise est un acte. Répéter plusieurs fois par jour qu'on se résigne, c'est faire, plusieurs fois par jour, acte de volonté; et encourager le malade à accomplir cet acte de volonté, c'est faire de l'excellente psychothérapie *reconstituante*. Malheureusement, cette résignation active est à la portée de peu d'initiés. Elle suppose toute une doctrine philosophique: la doctrine de la solidarité humaine, de la réversibilité des mérites et des souffrances, en un mot la doctrine du renoncement; et peu de malades la connaissent. Aussi est-ce à titre exceptionnel que les ressources de la résignation active peuvent être employées.

Mais, dira-t-on, quel peut être le rôle du médecin en face d'un malade qui va jusqu'à voir dans la souffrance un bienfait? On croirait, *a priori*, que le médecin n'a qu'à disparaître; en fait, il n'en est rien. Le médecin doit rester à son poste; et tout en encourageant le malade dans cette voie, en fortifiant sa volonté, il doit l'exhorter à ne pas négliger les moyens thérapeutiques que réclame son état. Car enfin le résigné actif ne commet pas une erreur de logique en désirant guérir et en acceptant les soins médicaux. S'il fait bien de se résigner à la souffrance lorsque celle-ci est inévitable, il est tenu, au contraire, de se résigner aussi à ce que veut pour lui la nature, c'est-à-dire à ne rien omettre pour reconquérir, avec la santé, la possibilité d'une vie plus active et plus utile. Ajoutons d'ailleurs que, en fait, le résigné actif est d'ordinaire le plus obéissant, le plus stable des malades, le plus reconnaissant pour les soins médicaux qui lui sont donnés; c'est le malade de choix.

II

MOYENS PAR LESQUELS ON AUGMENTE LES RECETTES

La deuxième catégorie des moyens psychothérapiques comprend, comme nous l'avons dit, ceux qui ont pour but d'améliorer la part subsistante du capital nerveux. On peut parvenir à ce résultat de deux façons:

1° En dynamisant ce qui reste du capital nerveux par une savante gymnastique de la volonté. (L'homme ne vaut que par sa volonté: donc discipliner, fortifier, renforcer sa volonté, c'est lui rendre le plus grand des services.)

2° En insufflant, pour ainsi dire, au malade un fluide nerveux étranger.

Dans le premier cas, on fait appel au libre arbitre du malade. Celui-ci devient le collaborateur du médecin, dont le rôle se borne à indiquer les procédés de gymnastique de la volonté et à surveiller l'application.

Dans le deuxième cas, une volonté étrangère vient en aide à la volonté défaillante, ou insuffisante, du patient.

1° *Gymnastique de la volonté.*—Il y a des procédés d'éducation de la volonté,—cette faculté, comme la mémoire, comme l'attention, étant susceptible d'être améliorée par une bonne gymnastique. Le principe général, dans cette éducation, c'est de procéder lentement, de ne pas demander au malade un effort qu'il serait incapable de fournir, mais de lui demander, au début, un tout petit effort, qui sera augmenté tous les jours. Ainsi nous invitons nos malades à faire trois fois, tous les matins, trois mouvements déterminés des bras, puis six, puis douze, puis d'en faire autant avec les membres inférieurs. En ordonnant ces exercices, nous comptons bien moins sur l'action utile de la gymnastique musculaire elle-même que sur l'effort de volonté que nous obtenons du malade, avec son libre consentement. Dans le même esprit, nous envoyons certains de nos malades faire une gymnastique spéciale, tous les jours, par tous les temps, à l'extrémité de Paris, aussitôt qu'ils peuvent supporter la fatigue d'un déplacement quotidien. Là, nous leur faisons faire la course en flexion, exercice musculaire excellent, qui, bien gradué d'après des règles précises, régularise la circulation du sang, les battements du coeur, augmente la vigueur de tous les muscles, en particulier des muscles inspirateurs, et favorise, par conséquent, l'acte respiratoire. Grâce à cette gymnastique, on arrive, au bout d'un mois, à faire courir pendant vingt minutes des malades qui ne marchaient pas, ou qui ne croyaient pas pouvoir marcher[12].

Note 12: (retour) Ajoutons que cette course ne provoque jamais d'essoufflement le principe de la méthode étant, avant tout, d'éviter l'essoufflement par une progression sage et bien réglée dans la longueur et la rapidité du pas. La méthode dont nous parlons a été instituée par notre regretté ami, le commandant de Raoul, qui avait fait des études très sérieuses, théoriques au laboratoire de Marey et pratiques pendant toute la durée de sa carrière militaire. Ce n'est pas le lieu de parler avec détail de cette méthode d'entraînement; disons seulement qu'on ne se fait pas une idée, dans le monde des gymnasiarques, de la lenteur dans la progression à imposer au coureur. Ainsi la vitesse du pas gymnastique de l'armée ne doit être atteinte, chez l'homme même bien portant, qu'après quinze minutes de course progressivement plus rapide. C'est comme cela que l'on arrive à obtenir le rendement maximum, et que le pas gymnastique peut être prolongé très longtemps sans fatigue. De même, avant d'arriver à la vitesse de six kilomètres à l'heure, c'est-à-dire au pas d'un homme qui marche vite, il faut cinq minutes de course en progression. Si, à cette prudence dans la progression, on joint le soin de faire respirer le malade en temps utile, et de lui apprendre à

respirer, on lui évite l'essoufflement. Mais si le coureur n'est pas essoufflé, par contre il est envahi, au bout de vingt à trente minutes, d'une transpiration énorme, telle que la course en flexion a pour complément indispensable, soit une friction sèche avec changement de linge, soit, mieux encore, une douche tiède. Cette nécessité de la douche finale limite beaucoup l'emploi de la course en flexion, et, par parenthèse, l'interdit à l'armée, pour laquelle, dans l'esprit du commandant de Raoul, elle semblait surtout indiquée. Nos malades, au contraire, trouvent toute facilité pour prendre la douche terminale, puisque la course a lieu dans le jardin attenant à la maison d'hydrothérapie d'Auteuil, qui est gracieusement mis à notre disposition par le Dr Oberthur, directeur de l'établissement.

Nul doute que cet exercice musculaire très gradué, sous la direction de moniteurs compétents, que l'exercice pris au grand air, dans la matinée, ne soient des facteurs importants dans l'excellent résultat total que j'obtiens de ce que j'ai appelé la *dromothérapie*; mais j'estime qu'une grande part du résultat utile revient à cette gymnastique de la volonté que le malade fait, pour ainsi dire, sans s'en douter. Il assiste tous les jours à ses progrès, il éprouve un vague sentiment de contentement à la pensée qu'il a vaincu, tous les jours, une difficulté nouvelle. Dût-on m'accuser de paradoxe, je dirai que, en imposant à un malade la course en flexion, fait-on surtout de la psychothérapie: psychothérapie par exercice de la volonté, et aussi psychothérapie dérivative, puisqu'on les distrait en leur procurant un exercice qui devient vraiment une récréation, après les trois ou quatre premiers jours.

Le Dr Lagrange a très justement insisté sur l'utilité de l'attrait dans l'exercice physique. Or cet attrait manque absolument dans l'exercice de la *gymnastique respiratoire*. Cet exercice est souverainement ennuyeux, et c'est chose rare que nos malades les plus obéissants le continuent régulièrement plus de deux mois; mais c'est précisément pourquoi il est, pour le psychothérapeute, un agent de premier ordre, puisqu'il exige un effort énorme de volonté. Aussi, à ce titre même, ne saurions-nous trop le recommander. En outre, il produit les effets les plus favorables sur la circulation et la nutrition; c'est le seul moyen que je connaisse de faire disparaître ces rougeurs émotives, si désagréables à certains neurasthéniques des deux sexes, et qui ne s'observent pas seulement chez les timides, car les personnes hardies et décidées leur payent aussi leur tribut. Quand cette infirmité arrive à provoquer l'obsession de la rougeur, la peur de rougir rend la vie sociale insupportable, et mérite l'attention du clinicien, d'ailleurs désarmé s'il n'emploie que les moyens classiques. Or, si l'on étudie de près ce symptôme, on voit qu'il s'accompagne, presque toujours, d'une perturbation respiratoire, et quelquefois de sensations précordiales; et c'est, sans doute, parce que l'exercice en question régularise la respiration, qu'il est le meilleur traitement de la rougeur émotive. En tout cas, le fait est certain, je l'ai plusieurs fois observé. Mais comme ces exercices sont, je le répète, extrêmement désagréables, il faut savoir les graduer de façon à ce que le patient ait au moins le plaisir d'assister à ses propres progrès. On arrive ainsi, peu à peu, à faire faire au malade des mouvements de respiration profonde pendant dix minutes, matin et soir. On ne saurait croire l'effet utile, à divers titres, de cette gymnastique méthodique, telle que les Suédois l'enseignent, c'est-à-dire faite d'après les vrais principes de la physiologie; tandis que, quand elle est enseignée, ce qui arrive trop souvent, par des instructeurs mal instruits, elle trouble les phénomènes de la circulation, et peut même amener du vertige et de la syncope. C'est donc un moyen puissant, mais qu'il faut savoir manier, comme toutes les autres armes de la thérapeutique. Il existe, dans tous les Instituts Zander, un appareil qui fait faire automatiquement d'excellente gymnastique respiratoire. Aux malades qui n'ont pas l'énergie de la faire simplement dans leur chambre sans le moindre appareil, nous conseillerons les instituts mécanothérapiques.

On peut exercer la volonté du malade, et, par conséquent, la fortifier, par mille autres moyens, qui seront inspirés par les diverses conditions de milieu, d'aptitudes, etc. Mais, autant que possible, il faut faire faire au malade un travail utile, et dont il puisse facilement mesurer les progrès, et surtout un travail qui ne demande pas une dépense, soit cérébrale ou musculaire, excessive: car alors on perdrait d'un côté ce qu'on gagne d'un autre. Il faut, enfin, se rappeler que le rôle du psychothérapeute doit prendre fin à un moment donné, quand le malade a reconquis une puissance suffisante pour pouvoir voler de ses propres ailes. On doit alors l'abandonner à lui-même, mais non pas brusquement: il faut, si l'on nous permet cette comparaison, que le médecin imite le professeur de bicyclette, qui soutient pendant un certain temps son élève, puis l'abandonne momentanément, sans qu'il s'en doute; l'élève confiant continue à pédaler, se croyant soutenu, jusqu'au moment où il est assez sûr de lui-même pour aller tout seul. Si le professeur le soutenait indéfiniment, l'élève ne ferait pas de progrès.

2° *Moyens d'augmenter artificiellement le capital nerveux insuffisant.*—Dans les cas où la volonté est tellement défaillante que l'on ne saurait faire aucun fonds sur elle, le médecin peut essayer de fournir à son malade un apport étranger d'influx nerveux: il y arrive par le procédé de l'hypnose. Rien ne m'ôtera la conviction que, dans l'hypnose, il y a une «influence» de l'hypnotiseur sur son sujet, «influence» étant compris dans son sens étymologique (*fluere*, couler). L'hypnotiseur envoie de l'influx nerveux, il donne quelque chose de lui-même; il a une action personnelle; et les médecins qui prétendent le contraire, qui disent que les passes peuvent être remplacées par le braidisme, par la fixation d'un objet brillant, immobile comme une boule ou mobile comme un miroir à alouettes, ne me paraissent pas être dans la vérité.

L'hypnotisme peut rendre de grands services dans les cas les plus variés; non seulement il peut rectifier des idées erronées, faire disparaître les mauvaises habitudes, les crises nerveuses, etc.: il agit encore pour ramener chez le malade la quiétude de l'esprit, la confiance en soi-même.

Il modifie aussi les fonctions organiques. Rien n'est, en effet, plus facile, chez un sujet hypnotisable, et qui est bien en main, que de faire disparaître des troubles dyspeptiques, névralgiques, d'arrêter des vomissements, des métrorragies, de faire revenir les règles, le sommeil naturel, de régulariser les selles, etc.

Le malheur est que tous les sujets ne sont pas susceptibles de subir l'influence hypnotique, et que, précisément, ceux qui en auraient le plus besoin se trouvent être réfractaires; ainsi les aliénés, les hallucinés, les grandes hystériques, les malades atteints de délire systématisé, ne sont presque jamais hypnotisables. L'hypnose est d'autant plus difficile à obtenir qu'elle serait plus utile. Ainsi, chez les aliénés, nous avons vu notre excellent maître le Dr A. Voisin s'acharner pendant des heures entières sans obtenir le moindre effet; mais aussi quel triomphe quand, d'aventure, il réussissait! Nous connaissons pour notre part de grands nerveux qui, très désireux de pouvoir être endormis, sont allés, sur notre conseil, consulter tels ou tels confrères renommés pour leur habileté ou leur connaissance spéciale de l'hypnotisme, et toujours avec un insuccès complet.

C'est là une première raison qui restreint grandement l'emploi de l'hypnose. Une deuxième raison qui doit le limiter, c'est que, quand on emploie l'hypnotisme, on risque de se discréditer, dans l'esprit du malade, si on ne réussit pas du premier coup, et alors on le prive du secours qu'on aurait pu lui donner si on n'avait pas, par une fausse manoeuvre, perdu irrémédiablement sa confiance. Mais il existe des procédés permettant de savoir si oui ou non le malade est hypnotisable, de façon qu'on puisse ne marcher qu'à coup sûr, et laisser de côté, sans en avoir l'air, les sujets non facilement hypnotisables.

Un autre motif encore restreint l'emploi de l'hypnose: c'est que celle-ci, quand elle réussit, risque de devenir un moyen thérapeutique trop actif. Même avec la plus grande prudence, on ne parvient pas toujours à en graduer les effets, et le médecin s'empare souvent par trop de l'esprit du malade, au point que ce dernier ne peut plus rien faire sans son conseil.

J'ai connu un ingénieur des chemins de fer, renommé pour sa sévérité à l'égard des inférieurs, et névropathe de grande marque. Son médecin crut bien faire en le traitant par l'hypnose; et il se trouva, par hasard, que c'était un sujet de premier ordre. Un jour, pendant le sommeil hypnotique, le médecin lui intima l'ordre d'avoir, à l'égard de ses inférieurs, plus de bienveillance; et voici que, dès le lendemain, les procédés de cet homme à l'égard de ces inférieurs se firent tellement bienveillants, affables, affectueux, qu'il devint la risée de ses subordonnés eux-mêmes, et un sujet d'étonnement pour ses chefs. Il ne parlait plus que de devoir social, d'altruisme, de solidarité humaine. On le crut fou; il ne l'était pas, mais il était devenu tellement différent de lui-même qu'il fallait aviser. Le médecin, averti de ce changement à vue, s'efforça, en plusieurs conversations, de modérer le zèle charitable du néophyte; il n'y parvint pas. Le malade discutait avec lui les théories socialistes, et serait devenu le pire des utopistes. Il fallut une nouvelle séance d'hypnose pour atténuer, au point voulu, les effets de la suggestion première.

Pourquoi employer un moyen aussi actif quand on peut s'en passer? Autant demander pourquoi l'ingénieur ne se sert pas de dynamite pour faire sauter une motte de terre. Pourquoi mettre un mors arabe à un cheval qui ne demande qu'à se laisser conduire? Réservons donc le mors arabe pour les cas où l'animal est indocile, indomptable, et rétif!

Ajoutons que, une fois produit l'effet à obtenir, le médecin doit cesser de recourir à l'hypnose, sous peine de compromettre le résultat final. Une fois le blessé remis en selle, on doit lui rendre la direction de sa monture. Pour bien faire comprendre ma pensée, je prendrai la comparaison suivante: l'hypnose est à la défaillance du système nerveux ce que l'opothérapie thyroïdienne est à l'insuffisance fonctionnelle du corps thyroïde, ce que l'opothérapie hépatique est à l'insuffisance fonctionnelle du foie. Or, de même que le médecin qui s'est servi de foie de porc pour remettre en état un hépatique, ne continue pas indéfiniment l'emploi du foie de porc, de même le psychothérapeute doit cesser l'emploi de l'hypnose dès qu'il a obtenu le résultat voulu, c'est-à-dire dès qu'il a remis le malade en assez bon état pour pouvoir compter sur sa collaboration consciente, et lui demander un effort personnel de gymnastique psychique; de sorte que quatre ou cinq séances suffisent, dans la majorité des cas.

Toutes ces considérations expliquent la rareté des cas où l'hypnotisme est à conseiller. Mais quant à dire, comme le font les adversaires irréconciliables de la thérapeutique par l'hypnose, que quelques séances amènent, chez le malade, une perturbation d'esprit incurable, que l'hypnotisme «dissocie la personnalité normale du sujet» (Grasset), «aboutit à la ruine déplus en plus complète de ce moi qu'on voudrait sauver» (Duprat), c'est tout simplement énoncer une erreur. L'hypnotisme bien manié n'est pas si dangereux. Je n'ai vu qu'une fois, dans le service de Charcot, l'hypnose amener chez un homme une violente attaque d'hystérie. Et dire, avec certains scrupuleux, que les pratiques de l'hypnotisme ont quelque chose de dégradant pour la dignité humaine, parce que le médecin qui impose sa volonté au malade porte atteinte au dogme de la liberté, c'est énoncer une erreur non moins absolue, la suggestion hypnotique n'étant pas autre chose que la suggestion à l'état de veille poussée à sa deuxième puissance; à ce compte, on n'aurait plus le droit de donner un conseil. Enfin, dire que les pratiques de l'hypnose sont mal vues dans le monde, et discréditent le médecin, c'est affirmer une vérité, mais qui ne nous toucherait en rien, car le médecin n'est responsable que devant sa conscience. Or, nous le répétons, sa conscience peut lui permettre, accidentellement, l'emploi des procédés hypnotiques, surtout s'il prend le soin de n'endormir les malades qu'avec leur assentiment formel, et en présence d'un tiers représentant la famille.

Ajoutons enfin que le médecin *seul* doit avoir recours à ce procédé thérapeutique; et que ce médecin doit agir uniquement pour le bien du malade, sans la moindre préoccupation étrangère, voire même sans aucune préoccupation scientifique.

Conseils pratiques pour l'application des procédés psychothérapiques.—Nous venons de passer en revue les moyens psychothérapiques par lesquels on peut améliorer le capital nerveux d'un malade. Mais un aperçu théorique ne suffirait pas au praticien voulant employer la psychothérapie; il semble donc utile de le compléter par des considérations d'ordre tout à fait pratique, clinique, suggérées par une expérience personnelle.

1° Il est un principe qui domine tous les autres; c'est que, pour faire de la bonne psychothérapie, il faut soigner le malade non seulement avec toute son intelligence, mais surtout avec tout son coeur. Le médecin qui ne ferait que de la psychologie, démontant curieusement pièce à pièce tous les rouages du cerveau de son malade, pour chercher celui qui est défectueux, sans se préoccuper avant tout d'être utile, ne ferait pas de bonne psychothérapie. Il lui faut être bon mécanicien, bon psychologue, c'est entendu; mais surtout il lui faut être un homme charitable. Je sais que le mot «charité» sonne mal aux oreilles, depuis qu'on ne parle plus que d'altruisme, de solidarité, etc. Le mot «charité» pourra disparaître du dictionnaire, bien qu'il exprime autre chose que ses soi-disant synonymes; mais la charité restera toujours au fond du coeur de l'homme, et sera, comme par le passé, l'inspiratrice des actions généreuses et véritablement utiles.

2° Encore n'est-ce pas assez que le médecin aime son malade. S'il veut avoir sur lui une autorité morale effective, il faut en outre qu'il ne soit pas pressé: non seulement qu'il ne le paraisse pas, mais qu'il ne le soit pas en réalité. Savoir se donner tout entier à l'affaire présente est la première condition du succès, en psychothérapie. Il faut que, dès la première entrevue, s'établisse entre le malade et le médecin un courant de sympathie; or ce courant ne peut s'établir que si le malade sent que le médecin s'intéresse profondément à lui, et ne lui ménage pas son temps. La première consultation, surtout, doit pouvoir durer tout le temps nécessaire: mieux vaudrait la remettre à huitaine que de l'ébaucher si le temps matériel fait défaut.

3° Il faut encore que le médecin sache écouter, c'est-à-dire laisser parler le malade aussi longtemps qu'il le désire, surtout pendant les premières consultations. Quelle que soit la prolixité, la volubilité d'un malade, il y a toujours intérêt à l'écouter, parce qu'on apprend toujours quelque détail dont on pourra tirer profit: si l'on agit de cette façon, le malade, par une sorte de discrétion inconsciente, arrive, après quelques entrevues, à ne plus abuser de la patience de son auditeur, et se contente de répondre aux quelques questions bien précises qu'il lui pose.

Une fois que le médecin aura ainsi pris position, les conseils qu'il donnera, non seulement sur l'hygiène mentale, mais sur l'hygiène alimentaire, musculaire, auront toutes chances d'être suivis; et ainsi tout concourra à la guérison ou à l'amélioration cherchée.

4° Un autre principe, c'est de dire au malade la vérité dans la mesure du possible. Évidemment, s'il y a une lésion organique incurable, le médecin doit avoir la discrétion de se taire, sauf dans les cas exceptionnels où le malade a des motifs sérieux pour savoir la vérité entière. Mais le plus souvent il faut dire la vérité au malade, lui dire très franchement l'idée que l'on se fait de son état, la durée probable du traitement, etc. Si, cependant, le traitement doit demander des années, comme il arrive trop souvent chez les malades à capital restreint, mieux vaut rester dans le vague, et dire: «Le traitement sera long, un peu pénible, mais la guérison est assurée.» Il faut encore, dès les premières entrevues, avertir le malade des rechutes possibles, probables, ou certaines: si c'est une femme, la prévenir que, dans les douze jours qui précéderont l'époque menstruelle, elle aura fatalement, durant quelques mois, une réapparition de toutes ses misères, mais à un degré de moins en moins marqué; dans tous les cas, avertir le patient, s'il s'agit d'un état grave, que, tous les deux jours, il risque d'avoir une légère aggravation, puis, quand son état s'améliorera, tous les trois jours, puis tous les huit jours, et ce, en dehors de toute cause appréciable, par le seul fait de cette tendance qu'a le système nerveux à protester d'une façon intermittente. Mais il faut, en outre, l'avertir que toute émotion violente, et surtout que toute infraction au régime alimentaire, musculaire, cérébral, qui lui a été ou qui va lui être prescrit, se soldera inévitablement par une rechute plus ou moins grave, suivant la gravité de l'infraction,—une rechute qui, chose curieuse, ne se manifestera que le lendemain ou le surlendemain de l'écart commis;—l'avertir enfin qu'une affection accidentelle, la grippe en particulier, fera faire un pas en arrière d'autant plus grand qu'elle aura été plus grave, et soignée plus tardivement; donner, par conséquent, au malade des conseils préventifs, pour qu'il se mette, dans la mesure du possible, à l'abri des affections intercurrentes, et lui recommander de demander ou de prendre des soins immédiats, en lui faisant bien remarquer que les affections accidentelles ne sont graves, en général, que lorsqu'elles ne sont pas bien soignées dès leur début.

5° Le médecin doit éviter d'imposer au malade des prescriptions qui lui seraient plus pénibles que les malaises dont il se plaint. Il doit même éviter, en général, de multiplier ses prescriptions, sans quoi il risque de décourager le patient, ou, ce qui est pire encore, de le rendre égoïste et hypocondriaque, et d'entretenir sa «maladie» par le soin même apporté à la combattre. Aussi bien la thérapeutique est-elle, en général, plus simple qu'on ne croit, et les questions de régime, en particulier, sont presque toujours faciles à résoudre.

Ce dont il faut surtout tenir compte, avant de formuler une prescription, c'est de la mesure où il sera possible et facile, au malade, de l'appliquer. Pour ma part, je n'arrête jamais un programme de vie sans l'avoir discuté, point par point, avec le malade, et, si possible, avec l'un des membres de sa famille. Je donne alors au malade une feuille où est marquée la ligne de conduite à suivre depuis l'heure du réveil jusqu'à l'heure du coucher, et où, aux heures prescrites, sont indiqués les menus des repas, voire même les livres à lire. J'ai soin, en outre, d'indiquer que «tout ce qui n'est pas permis est défendu», en laissant entendre au patient que, dans un avenir plus ou moins rapproché «tout ce qui ne sera pas défendu sera permis». Le malade, pourvu de cette feuille directrice, est averti qu'il doit s'en rapprocher le plus possible, mais sans en devenir l'esclave.

On peut dire, en principe, qu'un traitement efficace de la «maladie», si grave qu'elle soit, est toujours praticable, quelles que soient les conditions de la vie sociale du malade. Mais il est des cas où ce traitement doit être simplifié au maximum: par exemple, chez une mère de famille ayant des occupations multiples de toutes sortes. Il serait souverainement absurde de proposer à cette malade un régime ou des soins personnels qui l'empêcheraient d'accomplir ses devoirs de tous les instants; on doit se borner, alors, aux prescriptions les plus importantes, en faisant comprendre à la malade que l'on ferait mieux si les circonstances de sa vie n'étaient pas un obstacle, mais que, en définitive, le peu qu'on va faire sera déjà très utile, et qu'on en sera quitte pour prolonger le traitement plus longtemps.

En fait, les seuls vrais obstacles qui s'opposent à un traitement méthodique proviennent de deux sources: 1° De l'absence de foi du malade, 2° de la mauvaise volonté de son entourage.

1° Il est des malades qui viennent nous consulter malgré eux, sous la pression de leur famille, avec l'idée bien arrêtée qu'ils vont prendre une consultation de plus, tout aussi dérisoire et inutile que les précédentes. Il faut que le médecin, du premier coup, comprenne la mentalité des sujets de ce genre; avec l'habitude, il peut être fixé dès les premières paroles échangées, voire dès le premier abord. A lui, alors, de déployer toute sa puissance de suggestion. S'il sait s'y prendre, il peut arriver à faire, d'un malade irréductible en apparence, l'être le plus doux, le plus confiant, le plus obéissant, et il parvient alors à des résultats inespérés. Les choses se passent ainsi huit fois sur dix.

Plus difficiles à convaincre sont les malades qui n'ont pas d'énergie, qui, loin de se cabrer, semblent des victimes soumises à l'avance, ou encore ceux qui, désabusés, désespérant de tout, ne souhaitent que la mort. En face de tous ces malheureux, le médecin ne doit pas se dérober, quelque souci que lui réservent les patients de cette sorte.

Enfin, plus difficiles encore sont les malades à théories, qui ont leur siège fait, après avoir vu des médecins de tous les pays, suivi, dans les sanatoria les plus variés, les traitements les plus dissemblables; qui connaissent toutes les dernières nouveautés sur les choses médicales, le discours de la veille à l'Académie de médecine, les livres qui vont paraître. Avec ceux-là, rien à faire. Le mieux, pour ne pas perdre un temps précieux, est de leur déclarer de suite qu'on ne parviendrait pas à s'entendre avec eux. Fort heureusement, d'ailleurs, ces cas sont assez rares.

Ajoutons qu'il est des malades à mentalité spéciale qui commencent par dire toujours non, ou à le penser, ce qui est encore plus grave. La psychothérapie, comme tous les agents thérapeutiques, a à compter avec ce que, dans notre langage barbare, nous appelons les «idiosyncrasies».

2° L'autre obstacle, beaucoup plus fréquent, provient de l'hostilité de l'entourage du malade.

On ne peut se faire une idée de l'influence néfaste qu'exerce cet entourage; quelquefois il contrecarre ouvertement les opinions du médecin, discute sa manière de penser, ses prescriptions; le malade, alors, ne sait plus s'il doit donner sa confiance au médecin ou à l'entourage.

Le plus souvent, l'hostilité n'est pas franchement déclarée. Mais c'est pis encore: c'est alors une lutte sourde, de tous les instants, à propos des moindres prescriptions. Le malade sent très bien que le médecin est dans le vrai, qu'il a *compris* sa «maladie»; il voudrait de tout son coeur suivre ponctuellement ses conseils: mais l'entourage est là qui, sans dire un mot, proteste intérieurement et exécute à contre-coeur tout ce qui a été prescrit. La position est des plus difficiles. Cette contre-suggestion, qui s'exerce à tout instant, finit par diminuer la confiance, si nécessaire, que le malade avait tout d'abord; les prescriptions ne sont qu'à moitié observées. Ces tiraillements continus sont véritablement lamentables.

Et que faut-il entendre par entourage? C'est rarement le mari ou la femme, c'est souvent la mère ou la belle-mère, plus souvent encore des personnes qui touchent de moins près au malade. Les plus dangereux ennemis sont ceux qui ont à donner des soins immédiats; ce sont les gardes, qui protestent par un silence éloquent, ce sont surtout les domestiques. De là la dure nécessité pour le médecin d'être bien avec tout le monde, dans la maison. Quelquefois il s'en tire en expliquant avec bienveillance, en un langage clair, pourquoi il prescrit telle ou telle chose qui semble inutile ou dangereuse: le repos, alors que tout le monde voudrait que le malade fît de l'exercice; le régime restreint, alors que, pour rendre du sang au patient, tout le monde voudrait qu'il prît du jus de viande ou des vins fortifiants. Mais, le plus souvent, la partie est perdue d'avance; et c'est alors que le médecin doit user de toute son autorité pour imposer l'isolement, tandis qu'il eût été quelquefois très simple de guérir à peu de frais le malade, en le laissant chez lui.

Quand on a la bonne fortune de s'être gagné la confiance d'un malade, et d'avoir conquis, non la neutralité,—elle n'existe nulle part,—mais l'assentiment de l'entourage, on a fait la moitié de la besogne; il ne reste plus qu'à surveiller l'application du traitement, et surtout à entretenir la foi du malade en sa guérison à échéance plus ou moins éloignée. Pour remplir ce double but, il faut que le médecin ait avec le malade de fréquents entretiens, au cours desquels il doit lui expliquer, dans la mesure du possible, la raison de toutes ses prescriptions, lui démontrer ses erreurs d'interprétation, et lui affirmer instamment, quelles que soient ses doléances, que la guérison est assurée.

Le rôle du médecin, au début, est souvent difficile. Il l'est, par exemple, chez les malades qui ont besoin du lit, pendant les premiers temps, pour calmer leur système nerveux. Ne dormant presque jamais, ces malheureux ont toutes les peines du monde à rester au lit; il faut leur faire bien comprendre que cette agitation, ce malaise inexprimable qu'ils éprouvent, proviennent non du séjour au lit, mais de l'excitation du système nerveux; que cette excitation disparaîtra dans huit ou quinze jours, pour faire place à une détente de bon aloi, avec sensation de fatigue énorme, mais non plus douloureuse, avec sommeil réparateur, retour de l'appétit, disparition *spontanée* de la constipation, etc. Bref, il faut les faire patienter; cette phase exige, le plus souvent, des visites quotidiennes. Plus tard, les visites pourront être espacées: il faut savoir se faire désirer.

Dans les cas graves, il faut donner aux familles l'habitude de laisser le malade en tête-à-tête avec le médecin. L'influence de celui-ci est, alors, beaucoup plus active, et les malades, pouvant s'épancher en toute liberté, tirent un grand bénéfice de la visite du médecin, qui ne tarde pas à devenir leur ami.

C'est dans ces tête-à-tête que le médecin doit insister pour faire de la suggestion optimiste et de la véritable psychothérapie, d'après les principes que nous avons étudiés antérieurement.

Nous avons parlé déjà, à propos de la névrose provoquée par les causes morales chez les jeunes femmes, du rôle que le médecin pouvait acquérir, à titre de confident de leurs misères: ce rôle est toujours difficile, et quelquefois dangereux. Le besoin qu'éprouve l'être humain de pouvoir confier sa pensée à autrui est bien connu de tous les psychologues; c'est lui qui pousse les criminels à venir s'accuser d'un acte dont l'auteur aurait pu rester inconnu; c'est lui qui, chose invraisemblable, a excité un de mes malades à prendre sa femme, en tant que sa meilleure amie, comme confidente d'une passion amoureuse qui le rongeait. On comprend donc combien un confident sûr et discret peut rendre de services, chez les malades de tout âge atteints de psycho-névrose. Comme l'a dit le poète:

En se plaignant on se console,

Et quelquefois une parole

Nous a délivrés d'un remords.

Mais il est des cas où la douleur humaine ne peut être atténuée par une confidence, si intime qu'on la suppose. Alors, la psychothérapie perd tous ses droits.

Il est d'autres cas où elle est également impuissante. C'est quand le malade ne *veut* pas guérir,—s'il se complaît dans son chagrin, par exemple.—Ou bien encore on voit des malades qui ont pris l'habitude de se faire plaindre, et qui, inconsciemment, ne veulent pas guérir; dans leur égoïsme morbide, ils mettent sur les dents tout leur entourage, véritables vampires qui épuisent jusqu'au bout la patience, les forces, les ressources pécuniaires de leurs proches, sans avoir un éclair de reconnaissance pour ceux qui se sacrifient ainsi, ni pour le médecin qui se dépense en pure perte. Rappelons-nous bien que ces malades terribles sont, avant tout, des malades, et ont droit à toute notre indulgence; leur égoïsme féroce n'est qu'un symptôme morbide. Ainsi j'ai soigné une dame qui, avant d'être malade, était exquise de bonté, de bienveillance, de politesse. Or, quelques mois après le début de sa «maladie», en même temps qu'elle devenait dyspeptique, constipée, obèse, tout en ne mangeant presque pas, grande malade en un mot, son caractère se modifia et la fit devenir le tyran dont j'esquisse à grand traits l'image. Aujourd'hui, elle fait le désespoir de tout le monde. Inutile d'ajouter qu'elle n'est pas hypnotisable. Chez ces malades, la psychothérapie est impuissante. Si habilement maniée qu'on le suppose, elle échoue quelquefois; elle a cela de commun avec tous les autres agents thérapeutiques.

PSYCHOTHÉRAPIE ET PROBLÈME RELIGIEUX

Dans quelle mesure le médecin peut-il utiliser, comme moyen psychothérapeutique, les ressources que peut fournir la foi religieuse? Grave question qui ne saurait être traitée avec trop de discrétion.

En principe, le médecin ferait mieux de laisser ce soin au prêtre, ou au pasteur, ou au rabbin, à des manieurs d'âmes plus habitués que lui à ces délicats problèmes; mais il est des circonstances où il ne peut pas se dérober, et il nous faut en dire quelques mots.

Il est certain, en tout cas, que le médecin ne doit jamais aborder, le premier, ces questions d'ordre philosophique et religieux; ce n'est pas son rôle, et un zèle immodéré, de sa part, pour la défense d'une doctrine philosophique quelconque, pourrait être, et serait à juste titre, sévèrement jugée. Mais, d'autre part, il doit s'attendre à ce que, poussé par un besoin presque inconscient, le malade l'oblige à entrer avec lui dans ce domaine.

Cela arrive bien plus souvent qu'on ne se le figure: le malade qui, pendant ses douloureux loisirs, a eu tout le temps d'apprécier l'inanité de toutes les ressources morales qu'on lui offre, et la banalité des consolations habituelles, qu'il n'accepte d'ailleurs qu'à son corps défendant, se sent, à un moment donné, préoccupé d'une façon insolite par les grands problèmes de l'au-delà, de la destinée humaine. Sans compter qu'il est envahi d'une crainte angoissante. Combien de fois n'ai-je pas entendu des malades me dire: «J'ai peur!» Peur de quoi? Ils n'en savent rien; ce n'est pas, en général, d'avoir à quitter cette lamentable existence, qui ne leur offre rien de bon;—encore que parfois, sans qu'ils s'en doutent, la voix sourde de l'instinct de conservation parle là en eux: mais, quoi qu'il en soit, ils ressentent une peur vague, animale; et, dans cette détresse morale, ils s'accrochent désespérément à tout ce qui peut leur donner du réconfort.

Ces deux motifs expliquent le besoin qu'éprouve souvent le malade d'aborder des problèmes qui, en état de santé, lui étaient complètement indifférents. Or, avec qui les abordera-t-il? Est-ce avec la bonne religieuse, qui répondra à toutes les questions par de petites dévotionnettes ou des pratiques tout à fait en dehors des habitudes du malade, des pratiques qui n'ont de raison d'être que pour les fervents, et qui risquent de révolter l'esprit de ceux qui n'en comprennent pas le sens caché? Est-ce avec le visiteur plus ou moins pressé qui, entrant en coup de vent prendre des nouvelles du malade, et ne pensant qu'à ses affaires pendant qu'il lui détaille ses misères, se borne à lui répondre: «Patience! si vous souffrez ainsi, c'est qu'il pleut, ou qu'il fait chaud, etc.»? Trop heureux encore le malade, quand ces visiteurs ne l'assassinent pas en lui parlant de leurs affaires personnelles, alors que la victime n'a qu'une affaire qui l'intéresse au monde! Vraiment, tous ces consolateurs de passage feraient mieux de rester chez eux; non seulement ils ne sont d'aucune utilité, mais ils contribuent à entretenir la «maladie», surtout quand ils se succèdent près du lit des patients. Chose curieuse, les amis les plus intimes, ceux qui dans le cours ordinaire de la vie recevaient les confidences les plus secrètes, n'ont plus, près du malade, le crédit antérieur. Cela tient en partie à ce que l'amitié d'autrefois était entretenue par des confidences réciproques; or, à partir du jour où le malade a été sérieusement touché, il n'y a plus de réciprocité possible, car les affaires de ses meilleurs amis ne l'intéressent plus, il ne s'intéresse qu'aux siennes, c'est-à-dire à sa «maladie».

Le malade prendra-t-il, comme confidents de ses graves préoccupations, les personnes de son entourage immédiat, père, mère, mari, femme, etc.?

Quelle médiocre ressource!—Certes, ce n'est ni le dévouement, ni la bienveillance, ni la tendre affection qui font défaut aux membres de la famille; mais le malade se garde bien de leur confier ses chagrins intimes, d'abord par crainte de les alarmer, et ensuite parce qu'il sait d'avance ce que pourront lui dire ces personnes, qu'il connaît de tout temps. Qui alors? Le prêtre? Mais, bien souvent, le prêtre n'a pas ses entrées dans la maison; et même, s'il s'agit d'un malade dont l'état soit un peu inquiétant, la famille de celui-ci fait tout ce qu'elle peut pour retarder une visite qui risque de l'effrayer. Il sera bien temps d'appeler le prêtre quand le malade sera sans connaissance!

Que reste-il donc?—Le médecin.

Le besoin qu'a de lui le malade, pour la santé de son corps, lui donne une influence et une autorité morales supérieures à celles mêmes des parents ou des amis les plus respectés. C'est à lui surtout que le malade est tenté de confier ses doutes, ses préoccupations d'au-delà, ses vagues espoirs, tout ce monde d'idées qui s'agitent en lui avec une abondance et une intensité inaccoutumées.

Au médecin, donc, d'être à la hauteur de sa tâche, sur ce domaine particulier de la psychothérapie, dont l'importance est souvent capitale.

Mais que doit-il faire? En présence d'un malade qu'il voit partagé entre des restes de foi plus ou moins effacés, et cet état d'incrédulité, active ou passive, qui est aujourd'hui si commun; en présence d'un malade qui, sans croire qu'il va mourir, craint cependant de mourir, et se demande avec angoisse si cette mort signifiera vraiment pour lui l'anéantissement éternel, ou bien s'il y a quelques chances qu'il retrouve ailleurs, avec une vie nouvelle, la société de ceux qu'il a le plus aimés sur cette terre; en présence d'un tel malade, que doit faire le médecin? Il faut que, dans ces graves circonstances, il ne perde jamais de vue que le malade est semblable à un noyé qui cherche à se raccrocher à la moindre branche de salut; si donc il n'a à lui offrir que de froides théories philosophiques, aboutissant à la désespérance finale, s'il est lui-même bien convaincu que la mort signifie, pour le malade, la fin absolue, et la séparation à jamais d'avec ce qui lui est cher, alors il fera mieux de se taire et de garder pour lui des doctrines qui, en admettant même qu'elles fussent exactes, ne pourraient être, ici, d'aucun réconfort. Ce dont le malade a besoin, c'est de soutien moral, c'est de foi, c'est surtout d'espérance. Or, où trouvera-t-il tout cela en dehors de la doctrine de celui qui a dit: «Venez à moi, vous tous qui souffrez, et je vous soulagerai?»

L'influence utile de la religion est, d'ailleurs, reconnue par tous les médecins qui se sont occupés des «maladies» nerveuses; et c'est avec plaisir que nous avons lu les lignes suivantes, dans le livre du Dr Dubois[13], de Berne, qui cependant, dans le reste de son ouvrage, développe avec complaisance des théories philosophiques fort éloignées de l'orthodoxie chrétienne:

Note 13: (retour) Dr Dubois. *Les Psychonévroses et leur traitement moral*, 1904.

«La foi religieuse pourrait être le meilleur préservatif contre ces «maladies» de l'âme, et le plus puissant moyen pour les guérir, si elle était assez vivante pour créer, chez ses adeptes, un vrai stoïcisme chrétien. Dans cet état d'âme, hélas! si rare, dans les milieux bien pensants, l'homme devient invulnérable; se sentant soutenu par son Dieu, il ne craint ni la «maladie» ni la mort. Il peut succomber sous les coups d'une «maladie» physique, mais, moralement, il reste debout au milieu de sa souffrance, il est inaccessible aux émotions pusillanimes des névrosés.» Et, plus loin, à la leçon, XXXV: «Ceux à qui leur tournure d'esprit permet encore la foi naïve trouveront un appui dans leurs convictions religieuses, à condition qu'elles soient sincères et vécues.»

Mais, s'il en est ainsi, est-ce que le devoir n'en résulte pas, pour le médecin psychothérapeute, d'encourager son malade dans ces convictions religieuses qui peuvent le rendre «inaccessible aux émotions pusillanimes des névrosés»?

Dans les cas où la foi religieuse, sans être assez, vivante «pour créer un vrai stoïcisme chrétien», subsiste encore, et cherche vaguement à se raviver sous l'enveloppe de l'indifférence ou du scepticisme mondains, est-ce que ce n'est pas une obligation pour le médecin de l'y aider, autant qu'il le peut?

Voici donc le médecin transformé, malgré lui, en apôtre. Mais nous ne craignons pas de le redire: pour soutenir ce rôle, auquel il n'est pas préparé, il a toujours besoin d'une discrétion extrême, et il ne doit s'avancer qu'à pas mesurés sur un terrain aussi dangereux.

CHAPITRE V

AUTRES AGENTS THÉRAPEUTIQUES

La psychothérapie est la base du traitement, pour les malades chez qui les troubles nerveux et mentaux prédominent. Dans les autres formes de la déchéance du capital nerveux, elle joue aussi un rôle important; de là les résultats remarquables obtenus, même dans les «maladies» à forme gastrique, abdominale, etc., par quelques-uns de nos confrères, qui arrivent, en effet, à soulager et guérir un certain nombre de dyspeptiques et abdominaux, tout en excluant systématiquement toute préoccupation de régime alimentaire. Mais, à mon avis, ces confrères tombent dans l'exagération; même s'il n'y a pas de troubles gastriques, le régime du malade doit être surveillé; et à plus forte raison quand l'estomac ou l'intestin protestent. Le régime, en réalité, joue, dans la thérapeutique des malades à phénomènes intestinaux et gastriques, un rôle au moins égal à celui de la psychothérapie.

Erreur, répondent les psychothérapeutes outranciers: lorsque vous faites du régime, lorsque vous imposez à vos malades telle ou telle alimentation, qui varie d'ailleurs d'une latitude à l'autre, d'une maison de santé à l'autre, les bons résultats que vous obtenez sont dus, exclusivement, à la psychothérapie que vous faites sans le savoir. Si le docteur un tel guérit beaucoup de dyspeptiques en leur donnant du macaroni sous toutes les formes, ce n'est pas parce qu'il remet leur estomac en état, c'est simplement parce qu'il leur inspire confiance; en fait, il les guérit par suggestion, et malgré le régime. Car le régime, ajoutent-ils, entretient plutôt l'idée de «maladie»: le malade s'auto-suggestionne à chaque prise alimentaire, et ce qui peut arriver de plus malheureux à un névropathe, c'est de trouver un médecin qui le soumette à un régime alimentaire, quel qu'il soit.

Cette opinion me semble absolument excessive. Je voudrais bien voir traiter, par la psychothérapie seule, telle ou telle jeune fille qui vomit tout ce qu'elle prend, qui a des constipations de plusieurs semaines, qui, outre les troubles nerveux, a des troubles digestifs mettant sa vie en danger. Qu'on réussisse souvent à guérir les «malades» sans régime, ou avec un régime qui n'a rien de méthodique, qui n'est en somme que la suralimentation, dans une maison de santé, c'est possible: le changement de milieu, l'éloignement des causes qui avaient produit et entretenu la «maladie», l'influence salutaire indiscutable du médecin, expliquent ces miracles. Mais c'est une exception qu'on doit se garder de généraliser; et mon avis est qu'il faut toujours, en même temps qu'on fait de la suggestion, instituer un régime alimentaire approprié au fonctionnement de l'estomac et de l'intestin malades.

I

RÉGIME

Nous avons déjà mentionné des cas où l'estomac et l'intestin, atteints d'une sorte d'inertie, se refusent à tout travail, et indiqué les symptômes physiques qui permettent d'affirmer cet état d'inertie. Il est évident qu'alors il faut fournir à cet estomac et à cet intestin un travail fréquent, mais peu actif; de là, nécessité de la diète liquide dans les cas très graves, parfois même de la diète absolue pendant vingt-quatre ou trente-six heures, et de la diète semi-liquide dans les cas moins graves, avec prises alimentaires toutes les heures, ou toutes les deux heures, suivant le degré d'inertie constaté.

Il n'est point nécessaire de varier à l'infini le nombre des aliments. Je me rappelle un malade qui avait tout à fait l'aspect d'un cancéreux, qui depuis deux mois maigrissait à vue d'oeil, ne digérait plus rien, avait une constipation invraisemblable, ne pouvait plus se traîner, ne dormait plus, etc. Or, il s'est admirablement trouvé d'un régime consistant à s'alimenter exclusivement de Revalescière. Je lui ai donné, toutes les demi-heures, pendant trois jours, puis toutes les heures, jour et nuit, pendant trois autres jours, puis toutes les trois heures pendant huit jours, uniquement de la Revalescière, cuite dans du bouillon de légumes et de poulet. Après ces deux semaines, son estomac lui permit de tolérer d'autres potages, puis des purées, puis des oeufs et du poisson, et enfin de la viande trois fois par semaine; et il partit guéri, ayant augmenté de 20 kilogrammes en trois mois. C'est que je faisais, en même temps, de la psychothérapie! me dira-t-on encore? Sans doute, j'en faisais, et j'ai même dû me dépenser beaucoup pour faire accepter ce régime à mon malade, pour lui persuader qu'il n'avait pas une «maladie» incurable, pour le faire rester à Paris, dans les conditions d'installation médiocre où il se trouvait, etc.; mais j'affirme que ce n'est pas la psychothérapie qui l'a guéri, et que, malgré la confiance qu'il avait en moi, malgré toute l'autorité que j'exerçais sur lui, malgré le repos au lit, si je lui avais donné à manger ce qu'il mangeait auparavant, si je l'avais mis au lait, si surtout j'avais fait de la suralimentation, ce malade n'aurait pas guéri; et la preuve en est que, à partir du premier mois, sitôt que je m'écartais du régime méthodique, et que, pour essayer de gagner du temps, je faisais un essai d'alimentation un peu substantielle, cet essai, si timide qu'il pût être, amenait invariablement un petit recul. Si cet essai avait été prolongé, il aurait sûrement amené une rechute.

Inutile de dire, après cela, que la Revalescière n'est nullement un spécifique. Tout autre aliment semi-liquide aurait amené le même résultat (panade bien cuite et bien passée, tapioca, arrow-root, phosphatine, avénose, aristose, crème d'orge, de riz, etc)

Dans d'autres cas d'inertie intestinale, c'est au contraire le régime ultra-sec qui convient mais pendant quelques jours seulement: Le régime sec est d'un maniement difficile et doit être très vite remplacé par le régime «à restriction des boissons». Ces cas sont ceux où, à l'inertie, se joint un élément spasmodique. Il faut alors donner au malade, toutes les demi-heures d'abord, puis toutes les heures, pendant deux ou trois jours, des aliments secs à grignoter; et ce régime est spécialement indiqué chez les malades chroniques dont le capital est gravement atteint. Il est bien certain que la psychothérapie intervient assez peu dans ces cas, et que, si l'on fait fausse route, si l'on donne à un malade qui aurait besoin d'un régime sec le régime liquide, ou même semi-liquide, il n'y a point de suggestion qui puisse empêcher les fâcheux résultats d'une pareille erreur thérapeutique.

Dans certains autres cas graves, le malade maigrit, semble ne pas pouvoir digérer, et ne digère pas, en effet, simplement parce qu'il a peur de manger; il s'auto-suggestionne lui-même. Oh! alors la psychothérapie fait merveille. On doit donc forcer le malade à manger, et à manger n'importe quoi, pour lui bien démontrer qu'il peut tout digérer. Mais je ne conseillerai jamais à un médecin d'essayer ce système, de prime abord, chez un malade dont il n'aurait pas étudié de très près le fonctionnement gastro-abdominal; il risquerait de compromettre gravement la situation du malade, et la sienne propre.

D'une façon générale, dans le doute, mieux vaut procéder avec une sage lenteur, et se rappeler ce que nous avons dit du peu d'aliments nécessaire à la conservation de la vie.

Il nous est impossible de tracer, même à grands traits, les indications de régime qui conviennent aux divers malades. Théoriquement, le régime doit varier d'un individu à l'autre, et même d'un jour à l'autre, pendant toute la durée de la «maladie». Mais, en pratique, les choses se passent plus simplement. Le principe général, c'est qu'il faut faire manger souvent les malades, sans attendre qu'ils aient des phénomènes spasmodiques (tiraillements d'estomac, bâillements, etc.), et qu'il faut les faire manger dès le réveil, et même pendant la nuit pour assurer le sommeil. La moitié d'un oeuf dur pris vers minuit, après le premier réveil, dans les cas où le régime doit être plutôt sec, une tasse de cacao dans les cas où le régime doit être plus liquide, font mieux, pour procurer le sommeil, que la meilleure des préparations opiacées.

Une seconde recommandation, c'est de faire reposer les malades après avoir mangé. Nous avons déjà dit que, dans les cas graves, il faut qu'ils se couchent pour manger; dans les cas moins graves, la position horizontale après les repas s'impose, et n'est pas moins nécessaire après le goûter. L'homme tout à fait valide se trouve bien de faire, après les repas, un exercice modéré; et il y a aussi quelques dyspeptiques auxquels cet exercice est profitable: mais c'est la grande exception.

Et enfin, il y a un précepte que ni le dyspeptique ni l'homme bien portant ne doivent oublier: c'est qu'il n'est pas bon de se mettre à table immédiatement après un travail musculaire. C'est ce qu'a parfaitement expliqué le Dr Lagrange, dans ses remarquables travaux sur les exercices physiques; et je ne puis mieux faire que d'y renvoyer mes lecteurs, s'ils désirent être renseignés en détail sur toutes les questions de l'alimentation dans ses rapports avec l'exercice.

II

MOYENS ACCESSOIRES

Outre le régime, il est encore un grand nombre de petits moyens thérapeutiques que la psychothérapie ne remplacera certainement pas. Il est très simple, en vérité, de dire que, si l'électricité, le massage, la douche tiède, paraissent faire du bien aux malades, c'est parce que ces agents provoquent des suggestions favorables. Mais c'est une conception par trop facile, et qui se trouve démentie par l'expérience. Tous ces moyens accessoires ont leur action propre, indépendante de toute suggestion, action quelquefois très puissante; aussi doivent-ils, tout comme l'hygiène alimentaire, être soumis à un contrôle sérieux, et ne pas être employés à tort et à travers: mais, quand ils sont bien maniés, ils jouent un rôle incontestable dans la thérapeutique. Le principe général, c'est qu'il faut en user avec une extrême prudence, et que, dans le doute, il vaut mieux s'en abstenir.

Hydrothérapie.—L'hydrothérapie froide est rarement indiquée; on commence à le savoir! Dans tous les cas graves, alors que le capital nerveux est vraiment compromis, elle peut occasionner des désastres.

Les médecins aliénistes qui, autrefois, faisaient de la douche froide la base du traitement de la folie, y on tous entièrement renoncé: la douche froide ne convient que dans les cas exceptionnels, chez les malades ayant encore un excellent capital, et auxquels on peut impunément soutirer une dose considérable d'influx nerveux. Je comparerais la douche froide à la saignée faite chez les malades qui n'ont plus de pouls, qui sont moribonds, et auxquels une saignée peut parfois rendre le pouls et la vie. C'est ce que nos pères appelaient «la saignée dans les cas d'oppression des forces». Or, pour pratiquer à coup sûr la saignée, dans ces cas, il fallait être un virtuose; et, de même, il faut être doué d'un doigté exceptionnel pour appliquer convenablement l'hydrothérapie froide, chez les malades graves.

Que dirai-je de la méthode Kneipp? Les affusions, les lotions, le manteau espagnol, etc., ont une action moins brutale que la douche. Bien appliquées, ces pratiques peuvent rendre de grands services. Elles le peuvent surtout si le malade, plein d'une foi aveugle, et suggestionné par avance, quitte son milieu pour aller les suivre, s'il va, comme les fervents de Woerishoffen, dans un endroit tranquille, bien aéré, où son cerveau reste en jachère par le fait de l'horrible tristesse du milieu, et s'il s'y soumet à une alimentation plus raisonnable que celle qu'il avait chez lui. Tous ces éléments entrent pour une part indéniable, dans les remarquables succès qu'à obtenus Mgr Kneipp, et qu'obtiennent encore, à un moindre degré, ses successeurs et ses élèves, à Altkirch, en particulier.

Pour en revenir à l'eau froide, il ne faut pas, de parti pris, se priver de ses services, mais se rappeler qu'elle ne doit être employée que chez les malades qui ont encore beaucoup de ressort. Chez les malades de ce genre, le maillot humide, notamment, constitué par un drap mouillé et tordu étendu sur un lit et dans lequel le malade se jette, est un procédé souvent très utile et à la portée de toutes les bourses. On entoure, avec le drap, le malade comme une momie, en l'enveloppant ensuite de trois couvertures préalablement étendues, sous le drap. Nous avons vu des malades, qui ne parvenaient pas à dormir, trouver, vingt minutes après qu'ils étaient dans ce maillot, un sommeil réparateur. La durée des applications ne doit pas dépasser trois quarts d'heure; et leur nombre peut sans inconvénients atteindre 80, employées quotidiennement, même pendant les règles.

L'hydrothérapie tiède trouve plus souvent ses indications. Le *tub* tiède, pratiqué dans la matinée, avec une infusion de tilleul et l'enveloppement dans une couverture, est essentiellement sédatif, si le malade prend soin de se recoucher sans s'essuyer.

Le bain répond aussi à de nombreuses indications; mais c'est un moyen beaucoup plus actif qu'on ne se le figure dans le monde. Il est des malades qui ne le supportent pas, que le bain, même de cinq minutes, énerve, empêche de dormir; on doit tenir compte de cette susceptibilité, et ne pas insister si le malade affirme que le bain lui est contraire. Les médecins aliénistes se trouvent quelquefois amenés à donner des bains de douze et de vingt-quatre heures: c'est là une médication très active, et difficile à manier. Il arrive, en effet, que les malades ont des syncopes dans le bain; c'est dire la surveillance qu'il faut exercer autour d'eux. Les bains de six heures consécutives sont journellement employés à Louèche, et avec grand profit, pour les malades atteints de certaines formes d'eczéma. Les eaux de Louèche ont peut-être une qualité particulière, qui rend tolérables ces bains prolongés; ce qu'il y a de certain, c'est que les bains de la même durée avec de l'eau de Paris, comme on les employait autrefois à l'hôpital Saint-Louis, ne sont, en général, pas tolérés, et qu'on a dû réserver ce traitement pour les cas exceptionnels.

C'est également une qualité particulière de l'eau qu'il faut invoquer pour expliquer la tolérance de certaines eaux minérales. A Badenweiller, en particulier, à Gastein, à Néris, les nerveux supportent des bains très prolongés (pendant une et deux heures), alors que, chez eux, un bain d'un quart d'heure les mettrait dans un état pitoyable.

Il est cependant des malades qui ne supportent pas le contact de l'eau, même aux stations minérales que je viens d'indiquer; les médecins de ces stations auraient tort d'insister si, après les deux ou trois premiers bains, ils observaient une aggravation de l'état maladif.

Il faut bien savoir qu'il y a des malades dont on ne doit pas mouiller la peau. L'application d'un cataplasme leur est odieuse, un bain de pieds les révolutionne, ils éprouvent le besoin de se laver la figure avec très peu d'eau tiède, ou même avec du cold-cream. Dira-t-on que ce sont là des phobiques? Il n'en est rien. La vérité, c'est que nous ne connaissons pas tous les degrés de susceptibilité du système nerveux, réactif d'une sensibilité invraisemblable; et cette intolérance de la peau pour l'eau est symptomatique. La preuve, c'est qu'elle disparaît en même temps que les vertiges, gastralgie, constipation, maux de tête, et autres misères dont l'ensemble constitue la «maladie». Mais, aussi longtemps qu'existe cette intolérance, le médecin doit savoir la respecter, et ne pas s'obstiner à faire faire au malade l'hydrothérapie même la plus mitigée.

C'est dans ces cas que convient souvent l'application de la chaleur sèche. Un sac en caoutchouc, à moitié rempli d'eau chaude, appliqué sur l'estomac après les repas, et, le soir, au lit, pour chauffer les pieds, est très apprécié de beaucoup de malades. Ce procédé, très simple, facilite la digestion, surtout chez les malades spasmodiques. Cependant, on ne doit pas le recommander dans les cas d'inertie. Dans ces cas, c'est la compresse froide, étendue sur le ventre, recouverte de taffetas chiffon, d'ouate, et d'une ceinture de flanelle, qui rend service au patient.

Le sac d'eau chaude dont je viens de parler peut encore être remplacé par un sac en caoutchouc contenant un produit solide, qui se dissout par la chaleur et abandonne, en redevenant solide, sa chaleur de fusion. Ces petits appareils, connus sous le nom de *dermothermes* ou de *dermophores*, ont l'avantage de garder pendant cinq ou six heures une chaleur égale. Ils ont, par contre, l'inconvénient d'être un peu lourds; aussi, quand l'installation le permet, leur préférons-nous un tissu métallique très léger, recouvert d'une enveloppe de soie, et chauffé par un courant électrique à 70 volts.

Massage.—Ce que nous disons de l'hydrothérapie s'applique, de point en point, au massage. Le massage est un moyen violent qui ne devrait jamais être pratiqué en dehors du médecin. Employé même légèrement, il fatigue beaucoup certains malades. Le massage abdominal, en particulier, qui a été fort en honneur il y a quelques années, constitue un procédé thérapeutique dangereux dans bien des cas; il faut qu'il soit toujours pratiqué par une main expérimentée, c'est-à-dire avec la plus grande douceur. Il peut rendre alors quelques services, lutter contre la paresse de l'estomac et de l'intestin; mais il faut bien se rappeler que, même alors, ce n'est jamais qu'un moyen tout à fait accessoire. Les médecins qui auraient la prétention de guérir la constipation par le massage abdominal exclusivement s'exposeraient à un échec certain, parce que la constipation n'est pas causée seulement par une inertie des muscles de l'intestin, mais n'est que le symptôme d'un état général, ainsi que nous l'avons déjà expliqué.

Les frictions de la peau rendent, d'ordinaire, au moins autant de services que le massage, et sont d'une application plus facile, puisqu'elles peuvent être confiées à toutes les mains. Elles sont faites avec un gant de molleton, jamais ou très rarement avec le gant de crin; seules les personnes bien portantes, ou les malades ayant encore une grande somme de résistance, supportent la friction violente au gant de crin. Une bonne manière de faire la friction humide est la suivante:

Mettre le malade tout nu dans une couverture de flanelle; en extraire un des bras, le frotter de bas en haut avec le gant imbibé d'une solution alcoolique tiédie; ôter ce gant, le remplacer par un gant sec, frictionner de bas en haut, remettre le bras du malade dans la couverture; s'emparer ensuite de l'autre bras, et agir de même. Frictionner successivement les deux jambes, toujours de bas en haut, puis faire asseoir le malade sur son lit, lui frictionner le dos, n'importe en quel sens, l'étendre de nouveau, travailler légèrement le devant de la poitrine sans toucher à l'estomac ni au ventre. L'opération doit durer dix minutes. Elle est à recommander chez presque tous les malades, même chez ceux qui sont très gravement touchés. Bien faite, et comme nous venons de le dire, elle n'est jamais dangereuse.

Les bains de vapeur sont en général bien supportés; mais les prendre dans des établissements spéciaux expose à une grande perte de temps, et à un refroidissement terminal. Mieux vaut les prendre à domicile, soit dans des boîtes portatives, soit, mieux encore, au lit. On peut, dans ce cas, utiliser la vapeur et l'air chaud émanant d'une forte lampe à alcool, et conduites sous les couvertures du lit par un tuyau en tôle. Mais un procédé qui nous semble meilleur encore est le suivant: dans des boites disposées *ad hoc*, mettre deux briques bien chauffées,—appliquer une de ces boîtes aux pieds du malade couché, une autre boîte à chacun de ses côtés, et attendre que la transpiration survienne. Elle arrive infailliblement, avec une douce lenteur, et ce système permet: 1° de graduer la transpiration; 2° de ne pas mouiller les draps et les couvertures, comme le fait l'air saturé de vapeur qui sort d'une lampe à alcool. Nous préconisons ces bains d'air sec chez les malades obèses, rhumatisants, atteints d'algies, de sciatique, etc.

En thérapeutique, il n'y a pas de menus détails: tout ce qui peut être utile au malade doit être l'objet de nos recherches; et c'est le soin des détails qui fait la force, et, disons-le franchement, le légitime succès de quelques-uns de nos confrères étrangers.

Électricité.—L'électricité n'est pas, non plus, à négliger. Il est certain que les courants de haute fréquence ont, sur la nutrition en général, et sur le système nerveux en particulier, une action très puissante, notamment chez les nerveux atteints de prurit anal (Dr Leredde), et chez les malades envahis par une sensation permanente de froid. Mais c'est là un procédé forcément limité, à cause des difficultés d'installation et du prix de revient. Les applications faradiques ou galvaniques sur l'abdomen peuvent également avoir leur efficacité; mais c'est là un procédé très actif, et qui, fort heureusement, n'est pas, non plus, d'un emploi facile.

Le tabouret électrique est souvent recommandable, à condition qu'on ne tire pas d'étincelles. Les machines statiques à domicile sont des jouets qu'on peut concéder aux malades; qui sait cependant si le peu d'ozone qu'elles dégagent n'a pas une influence utile?

Les bains électriques constituent aussi un moyen puissant, et, par conséquent, difficile à manier. Ce que nous avons dit des contre-indications du bain ne s'applique pas aux bains électriques; il est des cas où le bain électrique, bien appliqué, rend d'excellents services: tant vaut l'application, tant vaut le moyen. D'une façon générale, on peut dire que le bain électrique occasionne une courbature notable qui, à l'inverse de la courbature produite par l'excès d'exercice musculaire, amène le sommeil. Ces bains ne devraient être donnés que tous les deux ou trois jours, et sous surveillance médicale très exacte pendant toute la durée du bain. Dire qu'un pareil moyen agit par suggestion, c'est énoncer une affirmation qui n'a rien de scientifique.

Injections hypodermiques.—Les injections hypodermiques constituent un des agents les plus utiles de la thérapeutique. On peut rapporter aux trois chefs suivants leur action bienfaisante: 1° toute injection, en tant qu'injection, a une influence utile; 2° le médicament injecté a son action propre; 3° une part de suggestion s'attache à l'emploi des injections.

I. On sait, depuis les remarquables études du Dr Chéron, que toute injection hypodermique, quelle qu'elle soit, pourvu que le liquide injecté ne soit pas toxique, produit un relèvement momentané de la tension vasculaire, se traduisant par une sensation de bien-être, de vigueur; produit, en un mot, un effet dynamogénique plus ou moins prolongé, Suivant la dose injectée, et suivant une foule d'autres conditions.

Ainsi, qu'on injecte de l'eau salée, du liquide de Brown-Séquard, de l'océanine, etc.; il y a toujours à compter avec cette action particulière de l'injection en tant qu'injection sous-cutanée ou intramusculaire, en tant qu'agent modificateur de la pression sanguine. De là l'utilité des doses massives de liquide, comme aussi la vogue qu'ont eue, pendant un certain temps, les injections de sérum artificiel, dont la formule habituelle est à 7 grammes de sel marin pour un litre d'eau stérilisée. Malheureusement on sait, depuis quelques années, que le sel n'est pas un agent indifférent, et qu'il peut devenir toxique chez les malades dont les reins ne fonctionnent pas très bien. Il faut donc en user avec grande prudence.

Depuis un an, on fait beaucoup d'injections d'eau de mer stérilisée (océanine). On donne de 300 à 500 grammes de liquide, et les promoteurs de ce nouveau médicament en disent merveille: il est possible que l'eau de mer soit un heureux mélange de substances utiles à l'organisme. Je n'ai pas fait d'études sur ce sujet; je dirai seulement que j'ai essayé l'océanine chez trois malades, vus en consultation avec le Dr Marie, sans résultats appréciables. Il est vrai que nous ne leur donnions que des doses de 30 grammes par jour. D'une communication sur ce sujet faite à la Société de Thérapeutique, le 11 octobre 1905, par le Dr Marie, il résulte que ces injections, pratiquées à des doses plus fortes, ont des effets vraiment importants chez les nerveux, les aliénés, et qu'elles n'ont pas les inconvénients graves des injections salées ordinaires, si bien mis en lumière par M. le Dr Hallion à la même séance de la Société. L'eau de mer n'a donc pas dit son dernier mot, et c'est probablement un des précieux médicaments de l'avenir, comme le dit le Dr R. Simon; d'autant que les injections massives qu'on en fait agissent également en tant qu'injections de liquide non toxique.

II. Il faut tenir compte de la nature du produit injecté. Il existe, certainement, des médicaments doués d'une action reconstituante sur le système nerveux: les glycérophosphates, le cacodylate de soude et surtout de magnésie, le sérum de Brown-Séquard, peut-être la lécithine, les phosphates, etc. Loin de nous l'idée d'étudier l'action de tous ces médicaments: disons seulement un mot des principaux.

Le cacodylate de soude est incontestablement un reconstituant de premier ordre; on peut l'employer sans danger à des doses beaucoup plus élevées qu'on ne l'indique généralement, et j'ai publié, à la Société de Dermatologie, des observations prouvant la non-toxicité du produit, ainsi que l'utilité des hautes doses longtemps continuées, dans certains cas exceptionnels[14]. Le plus souvent, la dose indiquée par le professeur Gautier, de 10 centigrammes par injection, est suffisante, et il n'est pas nécessaire de renouveler plus d'une fois par semaine cette injection, à la condition de continuer le traitement pendant deux ou trois mois dans les cas moyens.

J'ai, d'ailleurs, fait une étude clinique détaillée de l'action des cacodylates de soude et de magnésie, à la Société de Thérapeutique, en 1902, en indiquant les très rares contre-indications, et en précisant, dans la mesure du possible, les indications[15]. Le cacodylate de fer en injections rend aussi des services, dans les cas exceptionnels où le fer est indiqué (chez certaines jeunes filles anémiques, chloro-anémiques): mais quatre ou cinq injections de 5 centigrammes, faites à raison de deux par semaine, nous ont toujours semblé suffisantes.

Note 14: (retour) Considérations sur la médication cacodylique, *in Ann. de dermatologie et Syphiliographie*, 6 mars 1902.

Note 15: (retour) *Bull de la Soc. de Thérapeutique*, 27 mars 1901.

Les injections orchitiques de Brown-Séquard, après avoir eu un moment la faveur que l'on sait, sont tombées dans un injuste oubli. Ayant eu la bonne fortune d'être en relations personnelles et suivies avec le vénéré maître, de recueillir de sa bouche des aperçus thérapeutiques de grande envergure, que la mort ne lui a pas laissé le temps de vérifier et d'enseigner, je reste convaincu qu'il faudra reprendre l'étude de l'action dynamogénique du liquide de Brown-Séquard, préciser les doses, le nombre des injections, etc. Ce travail n'a été qu'ébauché par le grand initiateur.

D'ailleurs l'opothérapie, en général, nous semble une méthode pleine de promesses; j'ai cité notamment, à la Société de Thérapeutique, en 1904, le cas d'une malade à foie défectueux arrivée au dernier degré du marasme, avec muguet dans la bouche, qui a été comme ressuscitée par l'emploi de trois lavements quotidiens préparés avec une macération de 200 grammes de foie de porc, fraîchement tué, dans 300 grammes d'eau bouillie. Cette dame, une grande malade avec phénomènes nerveux et dyspeptiques anciens, avait eu, à un moment donné, une insuffisance hépatique; son foie ne fonctionnait pour ainsi dire plus (fièvre intermittente hépatique, urobiline dans l'urine, etc.); au deuxième mois de cette complication, elle était arrivée à l'état lamentable que j'ai indiqué, quand nous eûmes l'idée de lui rendre ce qui manquait à son foie. Le résultat a dépassé toute espérance; trois heures après le premier lavement, la malade avait des urines claires et abondantes; huit jours après, elle avait retrouvé le sommeil et l'appétit, les selles régulières, etc. Une fois l'orage passé, le danger immédiat conjuré, il m'a encore fallu continuer à soigner l'estomac, le cerveau, l'intestin, la peau de ma malade: mais, trois mois après, elle put aller achever sa convalescence dans le Midi, et, depuis deux ans, elle va presque bien. La complication hépatique n'avait été qu'un épisode dans le cours de la «maladie», qui évoluait depuis vingt années.

D'une façon générale, les préparations opothérapiques, auxquelles un immense avenir semble réservé, ne rendront tous les services qu'elles peuvent rendre que quand on trouvera le moyen de les donner par voie sous-cutanée, comme le faisait Brown-Séquard avec son liquide orchitique.

Chez certains malades, les préparations de strychnine par injections hypodermiques ont un effet très utile: mais il ne faut pas dépasser en général la dose d'un milligramme de sulfate, ou mieux encore d'arséniate de strychnine, ni faire plus de huit ou dix injections, réparties sur trente jours.

Nous avons dit combien la grippe est dangereuse pour les malades, quels qu'ils soient. C'est l'ennemie personnelle des neurasthéniques. De là, la préoccupation constante que nous avons de faire la guerre à cette affection accidentelle, de la couper dès ses débuts. Or, il m'a bien semblé trouver, dans le *cacodylate de gaïacol*, un agent antigrippal spécifique, sur lequel j'ai cru devoir appeler l'attention de mes confrères, à la Société de Thérapeutique, en janvier 1906.

Il est certain qu'une injection de cinq centigrammes de cacodylate de gaïacol, dans un gramme d'eau stérilisée, et préalablement saturée de gaïacol, fait merveille chez les grippés au début: elle les guérit en quelques heures. Deux ou trois injections consécutives suffisent toujours pour couper la grippe, même quand elle n'est pas prise au début, à moins qu'il n'y ait de graves complications pulmonaires, et, même alors, le cacodylate de gaïacol me semble très recommandable. Il l'est aussi dans ces convalescences interminables de grippe qui résistent à tous les traitements.

Dans les cas de grippe avec fièvre, voire même avec pneumonie, nous nous sommes très bien trouvés de donner, pendant trois ou quatre jours de suite, des injections de quinine. Une seringue de Pravaz de la solution suivante, introduite profondement dans le muscle, est très bien tolérée et n'occasionne jamais d'abcès:

Chlorhydrate neutre de quinine	3 grammes.
Antipyrine	2 —
Eau distillée	6 —

Ces injections de quinine ont aussi un effet merveilleux dans les névralgies postgrippales, qui sont quelquefois si tenaces, et qui résistent même aux opiacés (névralgies sous-orbitaires, sciatiques, névralgies intercostales).

Je n'ai pas essayé la quinine en dehors de ces suites éloignées de la grippe, cas de grippe aiguë et de névralgies postgrippales,—on ne peut pas tout faire,—mais je crois bien que la quinine à petites doses, donnée en injections à tous les malades à dépréciation nerveuse momentanée, aurait un effet dynamogénique précieux.

Dans certains cas de douleurs névralgiques trop pénibles, les injections d'héroïne sont indiquées; mais il faut savoir que l'héroïne doit se manier à doses trois fois moindres que la morphine; en d'autres termes, on ne doit jamais dépasser un milligramme d'héroïne, surtout chez les malades dont on ne connaît pas la tolérance. L'action antinévralgique de l'héroïne nous a semblé supérieure à celle de la morphine; mais il faut bien se rappeler que l'héroïne est un médicament aussi dangereux que la morphine, auquel les malades s'habituent, et réserver son emploi pour les cas exceptionnels. J'ai souvenir d'un malade chez lequel je me disposais, à contre-coeur, à employer l'héroïne, lorsque, me ravisant, je me demandai si la névralgie crurale qui le torturait ne serait pas, par hasard, d'origine syphilitique. Or, en reconstituant son histoire, j'acquis la conviction que la syphilis était vraiment en cause; et une seule piqûre de calomel eut raison à tout jamais de cette névralgie si pénible; tant il est vrai que le médecin doit toujours penser à la syphilis, quel que soit le malade qu'il a devant lui.

Chez les adultes, le traitement de choix de la syphilis tertiaire, quelle que soit la manifestation syphilitique (aortite, gommes), nous semble être les injections mercurielles; celles au benzoate sont douloureuses, et donnent des nodosités désagréables; celles de biiodure en solution aqueuse sont très douloureuses. Nous préférons l'huile grise pour les cas moyens, le calomel pour les grandes circonstances, et l'huile au sublimé,—dont nous avons donné la formule en 1881 à la Société de Dermatologie,—chez les syphilitiques épuisés, auxquels l'huile sert d'aliment.

Et puisque nous parlons d'injections huileuses, le moment est venu de dire un mot de nos travaux antérieurs sur l'action dynamogénique de l'huile créosotée, en injections sous-cutanées *à dose maxima tolérée*. Nous les avons surtout employées et les employons encore chez les tuberculeux; mais nous étions guidé par une fausse conception théorique; et si la créosote *bien maniée* reste,—et restera longtemps,—le médicament de choix chez les tuberculeux, ce n'est pas parce qu'elle agit contre le bacille de Koch, comme antiseptique, c'est parce qu'elle a une action non douteuse, extraordinairement puissante, sur le système nerveux.

La créosote est, en effet, un agent dynamogénique de premier ordre. Aussi les tuberculeux sont-ils loin d'être les seuls malades qui puissent tirer parti de ce précieux médicament; et si je ne craignais d'être accusé de paradoxe, je dirais que ce sont eux qui en tirent le moindre bénéfice, à cause de la difficulté que présente le maniement de la créosote chez ces malades, toujours prêts à avoir la fièvre. Là où les injections d'huile créosotée font merveille, c'est chez les pseudo-tuberculeux, qui sont tellement démolis par les troubles gastriques, nerveux, etc., qu'ils ont l'aspect de phtisiques tout en ne l'étant pas. Chez eux, la créosote bien maniée rend, en quelques jours, l'appétit, la force, en un mot la vie.

Le seul inconvénient de la créosote, et qui restreindra longtemps son emploi, c'est l'extrême difficulté qu'il y a à la manier. Pour ma part, je me suis attaché à surprendre les moindres manifestations de l'intolérance, et à les décrire minutieusement afin de permettre aux praticiens de ne jamais dépasser la dose utile; à appeler l'attention sur les intolérances accidentelles, qui doivent faire immédiatement suspendre le traitement, ou baisser la dose acceptée les jours précédents. J'ai même tellement insisté sur les dangers de la créosote que quelques confrères m'ont accusé d'avoir fait son procès; mais la dynamite aussi est une arme redoutable, ce qui n'empêche pas que, bien maniée, elle rende des services[16].

Note 16: (retour) Dans les injections d'huile créosotée, il n'y a pas seulement que la créosote qui soit utile. L'huile absorbée, digérée par la peau, est un aliment de premier ordre, et j'ai pu nourrir pendant un mois, avec des injections sous-cutanées d'huile et des lavements aqueux, un malade atteint d'ulcère de l'estomac. Un mois durant, ce malade est resté à la diète *absolue*, ce qui a donné à l'ulcère le temps de se cicatriser. Je lui faisais faire, tous les jours, une injection de 150 grammes d'huile convenablement préparée. Le danger des injections huileuses est la pénétration de l'huile dans un vaisseau sanguin, d'où peut résulter une embolie qui peut être mortelle; mais j'ai indiqué le moyen de se mettre *sûrement* à l'abri de tout accident grave. Le secret consiste à bien connaître les moindres symptômes d'introduction de l'huile dans le torrent circulatoire, et à arrêter l'injection dès l'apparition de ces symptômes. Rien n'est plus facile que d'arrêter à temps cette injection, si on la fait avec la lenteur voulue; mais cette lenteur n'est possible qu'avec l'emploi d'un appareil spécial, à fonctionnement automatique. Au reste tous ces points sont étudiés dans mon livre sur le *Traitement de la tuberculose par la créosote*.

III. Les injections hypodermiques, quelles qu'elles soient, agissent encore d'une autre façon. En dehors des propriétés particulières à chaque médicament, et de l'action dynamogénique reconnue à toute injection sous-cutanée et même intra-musculaire, elles agissent encore par suggestion. Elles font prendre patience au malade, en attendant que les autres agents thérapeutiques, qui visent l'hygiène cérébrale, médullaire, gastrique, intestinale, cutanée, etc., aient eu le temps de produire leurs effets. Car, comme ces agents n'ont qu'une action lente, comme ils ne procurent pas de résultat immédiat, le malade serait vite découragé, si on ne lui donnait pas du premier coup, un remontant, factice peut-être, mais certainement utile, et ayant une action évidente, rapide, qui le fait patienter et lui inspire confiance.

La pratique des injections hypodermiques est également utile au médecin à un autre point de vue: elle lui permet d'apprécier très vite le degré de confiance que lui accordent le malade et son entourage. Or, de ce degré de confiance dérive, dans une notable mesure, le résultat thérapeutique final. Si le médecin sent que son malade a foi en lui, il déploiera, pour lui venir en aide, toutes les ressources de son intelligence et de son coeur; dans le cas contraire, il se sentira à tout instant, gêné, paralysé, inhibé, et il risquera de n'avoir pas toute la clairvoyance nécessaire. De là l'importance qu'il y a, pour lui, à évaluer le degré de confiance qui lui est octroyé. Eh bien! pour l'apprécier, il n'y a pas de meilleure pierre de touche que l'injection hypodermique. Car si le malade et son entourage acceptent celle-ci aveuglément, du premier coup, sans même demander la formule du liquide injecté, c'est toujours signe que le terrain est bon, et que le malade acceptera avec la même obéissance les diverses prescriptions qui lui seront faites. Dans certains cas, il est vrai, le malade accepte, non parce qu'il a confiance, mais par une sorte d'inertie; peu importe, il acceptera avec la même passivité les prescriptions qui lui seront faites, et c'est là l'essentiel. Quand, au contraire, le malade, ou surtout son entourage, manifestent une curiosité inquiète, qu'on ne parvient pas à satisfaire par une réponse banale, quand ils expriment des appréhensions sur la nature et les effets du liquide injecté, on peut dire que le cas est mauvais, ou tout au moins médiocre; et le médecin aura beaucoup à faire pour conquérir la confiance.

Certes, cette curiosité et ces appréhensions sont légitimes, et ce que nous disons ici ce n'est pas pour les empêcher: mais il n'en est pas moins vrai qu'elles constituent une sorte de suspicion, que le médecin a intérêt à connaître afin de travailler à la faire cesser et d'établir ainsi, entre son malade et lui, cette confiance réciproque qui est la condition indispensable d'un traitement efficace.—Or l'attitude des malades en face des injections qu'on leur propose constitue, à ce point de vue, un excellent moyen de diagnostic moral.

Parmi les autres moyens accessoires, il nous faut dire un mot des applications locales, révulsives ou dérivatives, qui étaient autrefois si en honneur, et qui sont tombées dans un discrédit bien injuste.

Vésicatoires.—Autant nous protestons contre les larges vésicatoires employés autrefois, et qui, chez quelques malades, produisaient de la cystite, chez presque tous une douleur pire que le mal qu'on voulait guérir; autant nous continuons à penser que le petit vésicatoire, sous forme de mouche de Milan, ne doit pas être dédaigné. Chez les grands malades qui ont le système nerveux sens dessus dessous, une mouche, appliquée derrière l'oreille, peut faire un mal extrême et produit un état d'agitation inconcevable, non pas à cause de la douleur insignifiante qu'elle provoque, mais par le fait du trouble de circulation qu'elle produit à distance. Ce seul fait suffirait à prouver que l'application d'une mouche n'est pas indifférente; rien, d'ailleurs, n'est indifférent en thérapeutique. Mais chez certains malades qui ont encore un bon capital nerveux, la mouche, appliquée derrière l'oreille droite, de préférence, produit une sédation des plus remarquables, amène le sommeil, dissipe le malaise mental et les divers troubles innommables qui constituent l'état nerveux; c'est sans doute à cause de l'infériorité fonctionnelle de la partie gauche du corps,—habituelle chez les malades, ainsi que nous l'avons dit,—que la mouche appliquée derrière l'oreille droite produit ces effets favorables, qu'elle produirait moins si elle était appliquée à gauche; en tout cas, c'est un fait d'observation. De même, la mouche sur le creux de l'estomac peut amener, si elle est appliquée trop tôt, ou dans les cas trop aigus, une aggravation notable des troubles gastriques; mais si elle vient à son heure, elle provoque un apaisement notable des troubles digestifs. La mouche lombaire, d'autre part, est souvent l'un des meilleurs remèdes à apporter à la constipation. Cette affirmation peut sembler singulière, mais elle s'explique pour qui comprend l'origine, presque toujours nerveuse, de la constipation.

Emplâtres.—Les applications d'emplâtres d'opium ne sont jamais dangereuses, et font souvent le plus grand bien. Étant donnée l'extrême susceptibilité d'un système nerveux malade, qui se laisse impressionner par les moindres influences, ce fait n'a rien d'extraordinaire. En tout cas, j'affirme, au nom d'une expérience prolongée, qu'une mouche d'opium appliquée à la tempe est souvent très appréciée par les malades céphalalgiques, qu'un emplâtre d'opium, ou de ciguë et de belladone, laissé sur l'estomac pendant huit jours, calme mieux, ou du moins d'une façon plus continue, les douleurs gastralgiques, que ne le ferait une série d'injections de morphine.

De même, l'emplâtre à l'oxyde de zinc, appliqué sur la colonne vertébrale, immédiatement au-dessous de la première vertèbre dorsale, sur une longueur de dix centimètres, atténue singulièrement certains phénomènes médullaires dont se plaignent les malades, en particulier les inquiétudes dans les jambes qui sont si fréquentes chez les grands neurasthéniques.

Tous ces moyens si simples ne sont donc pas à dédaigner. A eux seuls, ils seraient insuffisants; mais, ajoutés au régime alimentaire, au repos méthodiquement dosé, aux applications hydrothérapiques raisonnables, et à la psychothérapie, ils amènent sûrement la guérison, lorsqu'il reste assez de capital biologique pour que la lutte ne soit pas impossible.

Purgatifs.—Nous usons très peu des médicaments fournis par la pharmacopée, pour ce motif bien simple que nous n'en avons pas besoin, et que nous avons une crainte presque instinctive de tous ces agents thérapeutiques à action violente et perturbatrice. Faut-il l'avouer? c'est aussi parce que nous ne les connaissons pas.

Rien n'est, en effet, difficile comme l'étude d'un médicament. J'ai mis, quant à moi, des années à étudier l'action du bromure, quand je m'occupais plus spécialement des «maladies» nerveuses et mentales; et quand, en octobre 1898, le professeur Gautier a bien voulu me confier l'étude du cacodylate de soude, la première chose que je lui ai dite, c'est qu'il me fallait au moins deux ans pour pouvoir lui donner sur cet agent thérapeutique une appréciation ayant quelque valeur. Enfin, pour ce qui est de la créosote et du gaïacol, j'ai mis cinq ans à en connaître l'effet.

Comment, alors, avoir confiance dans des publications hâtives sur des médicaments découverts de la veille? Et, en ce qui est des médicaments anciens, ayant fait leurs preuves, je répète que, en général, je les redoute, à cause de l'extrême sensibilité des malades, qui dépasse tout ce qu'on peut imaginer.

Les purgatifs, en particulier, quels qu'ils soient, m'inspirent une véritable terreur. Mais, dira-t-on, tous les jours nous les voyons employer sans dommage, et même avec une apparence de succès qui saute aux yeux! Leur emploi répond d'ailleurs à une indication bien rationnelle, puisqu'il faut évacuer les résidus de la digestion qui empoisonneraient l'économie! Il nous faut réfuter ces objections en passant: qu'on donne un purgatif à un homme solide qui a un léger embarras gastrique, il le tolérera, et paraîtra même s'en trouver bien; mais c'est une erreur d'interprétation, et si le purgatif ne lui a pas fait de mal appréciable, c'est que tout est sain chez les hommes sains. Mais donner un purgatif à un malade grave dont le système nerveux est profondément atteint, c'est provoquer chez lui des réflexes dont personne ne connaît l'importance, c'est quelquefois sidérer son système nerveux abdominal. C'est alors qu'on voit le ventre, qui avait jusqu'alors une certaine tonicité, devenir flasque, inerte, perdre toute réaction; l'intestin est alors inhibé dans son fonctionnement, et il faut quinze jours, un mois, pour qu'il se ressaisisse, quand il se ressaisit. Mais, dira-t-on, que faut-il donc faire chez les malades constipés? La réponse est bien simple: il ne faut pas s'occuper de leur constipation, qui n'est qu'un symptôme, et il faut les soigner en tant que malades; la constipation disparaîtra d'elle-même. Le moment nous semble venu de protester une dernière fois contre les idées des gens du monde, et des médecins, relatives à la constipation.

Nombreux sont les gens soi-disant bien portants qui sont atteints de constipation chronique. Quand nous disons bien portants, c'est une façon de parler: car, en réalité, les constipés ne sont pas absolument bien portants. Mais il en est beaucoup qui vont et viennent, vivent de la vie commune, tout en ayant une constipation opiniâtre; de plus il y a beaucoup de vrais malades qui vont moins mal quand ils sont constipés. Une dame nous disait plaisamment, à ce sujet, que son intestin avait «horreur du vide». Tant que ces personnes ne sont pas atteintes de cette obsession spéciale qui empoisonne la vie des constipés, elles tolèrent leur infirmité sans se douter qu'elle existe. Mais malheur à elles quand elles commencent à se préoccuper de leur constipation! C'est à partir de ce moment qu'elles rapportent à la constipation les mille et une misères qui sont l'apanage des neurasthéniques. Malheur à elles, surtout, quand elles entrent dans la voie des soi-disant traitements de la constipation! Elles commencent par user du lavement simple, tiède d'abord, puis très chaud, puis très froid; puis elles ont recours aux purgatifs doux, aux purgatifs plus violents, elles en arrivent aux grands lavages. Elles font tant et si bien qu'elles irritent leur intestin, et qu'à leur constipation anodine succède l'entéro-colite membraneuse.

A partir de ce moment, la vie leur devient insupportable et le cercle vicieux est établi. Plus elles irritent leur intestin, plus la constipation devient opiniâtre, et, pour lutter contre cette constipation opiniâtre, elles irritent de plus en plus leur intestin. L'obsession entre alors en scène, elles ne pensent plus qu'à leurs fonctions alvines, à la liberté du ventre, qu'elles disent être la plus nécessaire des libertés. Elles donneraient la vie du genre humain pour obtenir une selle; elles se présentent à la garde-robe plusieurs fois dans la journée, sans succès ou avec des résultats insignifiants, et, cette impuissance les affolant, elles ont recours aux moyens les plus extraordinaires pour lutter contre l'odieuse constipation. Cet état mental des constipés mérite d'être étudié de très près; et toute thérapeutique qui ne cherche pas à le modifier est, par avance, condamnée à l'impuissance.

La première chose à faire, quand on se trouve en présence d'un de ces constipés à obsession, est de lui persuader que la constipation n'est pas l'ennemie, n'est pas la cause immédiate de toutes les misères qu'il ressent, qu'elle n'est au contraire qu'un symptôme d'importance secondaire, prouvant simplement qu'il y a quelque chose de défectueux dans le fonctionnement du système nerveux abdominal.

Persuadez à vos malades qu'il leur suffit d'aller à la garde-robe tous les deux ou trois jours pour commencer, que, lorsqu'ils iront mieux, ils iront quotidiennement; invitez-les à ne s'y présenter qu'une fois par jour, à heure fixe, en leur interdisant, dans la mesure du possible d'y aller en dehors de l'heure réglementaire. Recommandez-leur de ne pas lutter contre la constipation, mais bien contre le trouble nerveux dont la constipation n'est qu'un symptôme, et, s'ils vous écoutent, si vous avez le don de les convaincre, ils seront par cela seul à moitié guéris.

Cependant, comme il faut tenir compte de leur état mental, et un peu aussi de la mentalité de l'entourage, on peut autoriser un petit lavement d'eau bouillie à prendre le matin du troisième jour de présentation inefficace, à l'heure réglementaire de la présentation, lavement qui sera gardé cinq minutes seulement. On peut encore, si l'on croit devoir faire de grandes concessions, permettre au malade, le soir du troisième jour de présentation inefficace, un lavement d'huile, non pas avec 200 ou 300 grammes d'huile, mais avec quatre ou cinq cuillerées à bouche d'huile pure, lavement destiné à être gardé toute la nuit; si l'on y ajoute une forte dose de suggestion, ce lavement aura, pour le lendemain, un effet magique.

Les pilules de belladone d'après la formule de Trousseau sont également recommandables; elles ont tout au moins l'avantage de ne pas être nuisibles.

Mais un agent véritablement utile, c'est le liquide orchitique de Brown-Séquard; c'est de la bouche même du savant professeur que je tiens ce renseignement, et je me rappelle encore, comme si c'était hier, le jour où il me disait ces paroles: «De tous les services que m'ont rendus à moi-même mes injections de suc orchitique, celui que je place en première ligne, bien avant tous les autres, c'est qu'elles m'ont guéri d'une constipation opiniâtre». Et, ajoutait l'illustre maître, «il faut avoir été, comme moi, torturé par la constipation pour savoir toutes les angoisses qu'elle occasionne».

Or il faut remarquer que l'auto-suggestion n'a joué aucun rôle dans la circonstance, car M. Brown-Séquard ne s'attendait pas le moins du monde à cet effet des injections do liquide orchitique.

Pour moi, utilisant ce précieux renseignement, j'ai traité et je traite encore par les injections de liquide orchitique les grands neurasthéniques atteints de constipation opiniâtre avec entéro-colite.

Eaux minérales.—Si nous donnons peu de créance aux médicaments de la pharmacopée, nous croyons, par contre, que les eaux minérales constituent des agents thérapeutiques très actifs. Voltaire, qui ne respectait rien, disait que les voyages aux eaux ont été inventés par des femmes qui s'ennuyaient chez elles, et Diderot affirmait que, en général, les eaux sont le dernier conseil de la médecine poussée à bout. «On compte plus, ajoutait-il, sur le voyage que sur le remède.»

Tous les deux étaient, certes, des hommes d'esprit, mais ils parlaient là de choses qu'ils ne connaissaient point. Si incommensurable que soit la sottise humaine, les eaux n'auraient pas joui, depuis la plus haute antiquité, et ne jouiraient pas du renom qu'elles ont encore, si elles n'avaient pas vraiment une certaine efficacité.

Certes, dans les bons effets des cures minérales, il faut compter, pour une certaine mesure, avec le changement de milieu, l'influence agréable du voyage; mais il ne faut pas oublier que cette influence, utile quelquefois, est quelquefois fâcheuse. Aussi faut-il n'envoyer aux eaux que les malades qui ont encore beaucoup de ressort, et dont le capital n'est pas sérieusement compromis.

Le changement de régime alimentaire qui est imposé aux malades, dans les stations thermales, leur est parfois favorable, et peut avoir une part d'influence dans les bons résultats obtenus. Nous savons, en effet, que, à un moment donné, il est utile de ne pas se confiner dans un régime alimentaire suivi depuis trop longtemps, et aussi que, dans certains cas, il faut savoir brusquer l'estomac. Mais ce changement brusque, qui souvent est utile, peut être dangereux, au contraire, quand le système nerveux n'est pas de taille à supporter le soudain assaut imposé.

C'est ce qui arrive souvent aux stations minérales, où le bon effet des eaux est, en grande partie, contre-balancé par la mauvaise hygiène alimentaire. De là l'utilité qu'il y aurait à instituer, dans toutes les villes d'eaux, des «tables de régime» comme il en existe dans toutes les maisons de santé bien tenues, où chaque malade, pour ainsi dire, a le régime alimentaire qui lui convient, dosé et surveillé par le médecin de l'établissement. Rien de semblable n'existe, malheureusement, dans nos stations minérales, parce que les médecins n'y sont pas libres de tous leurs actes, et ont à compter avec les hôteliers qui, eux-mêmes, ont à compter avec leurs chefs de cuisine.

A Carlsbad, on a bien essayé de faire des «tables de régime»; et j'y ai vu moi-même des menus imprimés; mais un bon nombre des mets qu'ils annonçaient se sont trouvés n'exister que sur le papier. A Vichy, par contre, plusieurs médecins sont arrivés à imposer à des tenanciers de pensions de famille l'obligation de donner aux malades des régimes variés, suivant les prescriptions médicales.

Quant aux indications des eaux minérales, elles varient à l'infini.

Certaines eaux ont certainement une action prédominante sur tel on tel syndrome. Ainsi, ce n'est pas du tout en vertu d'une erreur d'observation, ou d'un engouement irréfléchi, qu'on attribue aux eaux de Bagnoles de l'Orne une action presque spécifique sur les troubles périphériques de la circulation (varices, hémorroïdes, phlébites). Les malades atteints d'hémorroïdes, par exemple, voient sûrement, à Bagnoles, diminuer l'ensemble de leurs misères (troubles nerveux, dyspeptiques), mais plus particulièrement les misères locales causées par leurs hémorroïdes. De même Châtel-Guyon a une action non douteuse sur le symptôme constipation, action que n'a pas Vichy, qui, au contraire, favorise la constipation pendant la durée du traitement.

De même, les eaux de Brides-les-Bains ont, chez certains entéralgiques, convalescents d'appendicite, etc., une action véritablement spéciale. De même encore, dans l'obésité, qui, comme nous le verrons, n'est qu'un des symptômes de la «maladie», elles ont une bienfaisance incontestable, surtout si, à leur action, on ajoute celle d'une gymnastique en montagne bien comprise et bien réglée. Les eaux de Bagnères-de-Bigorre n'ont pas d'action spéciale, mais elles rendent de précieux services aux nerveux fatigués. Celles de Vichy sont absolument indiquées chez les malades dont le système nerveux digestif est en détresse, et la Grande Grille, en particulier, a une action d'une puissance extrême, qui ne s'explique pas plus par la théorie des *ions* que par les théories chimiques, mais qui est indiscutable. Et il ne s'agit pas là de psychothérapie ni de suggestion; la Grande Grille a des effets qui lui sont propres, et Vichy est souvent un adjuvant dont on ne peut se passer.

Mais il faut se rappeler que c'est une arme difficile à manier, comme toutes les armes puissantes, et qu'à Vichy il ne faut envoyer que les malades ayant encore une grande force de résistance vitale.

Par contre, il ne faut pas croire qu'on ne doive y envoyer que des dyspeptiques. Parmi les 30 ou 35 malades que j'y envoie, chaque année, il y en a au moins une dizaine chez lesquels les symptômes cérébraux prédominent, à condition, bien entendu, que ces symptômes ne soient pas en rapport avec des lésions organiques; et ces malades se trouvent au moins aussi bien de Vichy que ceux qui n'ont que des symptômes gastriques ou hépatiques.

Autrefois, on ne craignait pas d'envoyer à Bourbon-l'Archambault les malades atteints de lésions organiques du cerveau ou de la moelle, hémiplégiques, congestifs, etc. Depuis quelques années, la physionomie de cette station a changé. Il y a eu des accidents provoqués par l'eau chaude sur les malades à artères friables; et l'on se borne actuellement à y envoyer les malades à troubles médullaires superficiels, connus vulgairement sous les vocables de rhumatismes chroniques ou articulaires, sciatiques, névralgies, etc. Marienbad, avec ses bains de boue, Franzenbad avec ses bains d'acide carbonique, rendent aussi de grands services aux rhumatisants et aux obèses sans lésions organiques appréciables.

Seule, la station de Lamalou a gardé le privilège de recevoir des malades à lésions organiques nettement définies, et dont nous ne nous occupons pas dans ce travail.

Vittel et Contrexéville conviennent aux malades chez lesquels le trouble de la nutrition, qui n'est, en général, qu'un trouble du système nerveux, se traduit, sans que nous sachions pourquoi, par la formation de calculs, soit dans le foie, soit dans les reins[17].

Note 17: (retour) Pour supporter le traitement de Vittel, il faut avoir bon estomac, à cause de la quantité d'eau qu'on est obligé de boire. De là le nombre relativement limité de malades qu'on peut envoyer à Vittel. Mais fouillez le passé de ces malades, et vous verrez que, longtemps avant d'avoir la gravelle, ils ont eu de petits troubles cérébraux, ne fût-ce que des migraines, de petits troubles cutanés, de l'obésité. Un beau jour, une colique néphrétique les surprend, et l'on se figure que c'est à partir de ce jour qu'ils sont devenus malades. Il n'en est rien. La colique néphrétique n'a été chez eux, qu'un accident; bien avant de l'avoir, ils avaient, même du côté du rein, de petites misères qui passaient inaperçues: du lumbago, des urines chargées de sable. Et si, au moment où l'on s'est aperçu de ces petits symptômes, on les avait soignés méthodiquement, par le repos ou l'exercice suivant les cas, par telle ou telle hygiène alimentaire, telle ou telle

pratique hydrothérapique, telle ou telle hygiène cérébrale, ils n'auraient pas eu de coliques néphrétiques, et n'auraient pas eu besoin d'aller à Vittel. Mais, ne cessons pas de le dire, ils sont bien heureux de recourir au traitement bienfaisant de Vittel pour se débarrasser d'une des manifestations importantes de leur «maladie», au moins d'une façon temporaire. Ils doivent seulement se rappeler que Vittel seul ne les guérira pas, quand même ils y retourneraient tous les ans.

Les eaux arsenicales conviennent souvent à nos malades; la Bourboule en particulier, Saint-Nectaire chez les enfants et les jeunes gens.

Mais nous ne voulons pas faire une revue des eaux minérales françaises et étrangères. Tout ce que nous voulons prouver, c'est que les eaux minérales sont un agent thérapeutique de premier ordre, un agent que tous les médecins doivent connaître, non seulement parce qu'ils voient dans les livres, non seulement par ouï-dire, mais en se donnant la peine d'aller les visiter. Il n'est même pas mauvais qu'ils goûtent, par eux-mêmes, aux diverses sources, et qu'ils tâtent parfois des bains. Ils ne tarderont pas à voir que ce ne sont pas des agents indifférents: je leur recommande, en particulier, un bain à Salies-de-Béarn, à forte dose d'eau salée. Aussi le monde médical doit-il être très reconnaissant à celui de nos maîtres, le professeur Landouzy, qui a organisé, tous les ans, des caravanes scientifiques pour visiter les eaux françaises; quinze jours de voyage sous une bonne direction médicale sont plus utiles que six mois de travail dans les livres. On apprend ainsi à connaître non seulement les eaux, mais aussi les médecins des stations, parmi lesquels il en est beaucoup qui ont des idées générales très intéressantes sur la pathologie. Ces médecins des villes d'eaux sont, d'ailleurs, pour les praticiens, de précieux collaborateurs, quand ils veulent bien ne pas se borner à prescrire les eaux en boisson, les bains, les douches, etc., et consentir à faire, en même temps, oeuvre médicale véritable, c'est-à-dire surveiller le régime, doser avec soin le repos et l'exercice, et se souvenir que la psychothérapie ne perd jamais ses droits.

Voyages.—Les gens du monde se figurent que les voyages font le plus grand bien aux malades en général, qu'à la suite d'un état aigu, par exemple, dès que le malade est transportable, il faut l'envoyer bien loin de chez lui, et que, dans les états chroniques, ce déplacement lointain est la condition *sine qua non* d'une guérison. Cette opinion est basée sur une erreur d'interprétation. Il est certain qu'un homme bien portant se trouve très bien d'un déplacement annuel, et les vacances sont chose indispensable pour cet homme, quels que soient son âge et sa situation. Il faut que, au moins une fois par an, l'homme bien portant mette, pendant quelques jours, son cerveau en jachère, prenne l'exercice dont il a été en partie privé pendant le reste de l'année. Ce temps consacré au repos cérébral n'est pas du temps perdu, c'est du temps bien employé.

Les vacances sont également nécessaires à l'enfant qui travaille: et par vacances nous entendons non seulement le repos cérébral, qui doit être presque absolu,—ce qui, par parenthèse, contre-indique l'usage des devoirs de vacances,—mais aussi, autant que possible, le changement de milieu, ne fût-ce que pendant une trentaine de jours. De là l'utilité des colonies de vacances, que le professeur Landouzy appelle «des croisades de paix et de rédemption». Elles sont, dit-il très justement, la «première ligne de défense contre la tuberculose». M. Plantet a fait sur ce sujet, à la demande de l'Office central du travail, un rapport des plus intéressants et des plus complets, publié dans la *Réforme sociale*, (16 juin et 1er juillet 1905). Il résulte de ce rapport que la France est en retard sur les autres pays, sur le Danemark, l'Angleterre, la Suisse, l'Allemagne, la Belgique; que nous n'occupons, en somme, que le sixième rang dans la lutte des sociétés contre le dépérissement de leur race. Cependant, depuis 1882, la France est entrée dans le mouvement, et les colonies scolaires françaises sont déjà en nombre considérable: il y a les colonies de la ville de Paris, 26 institutions privées parisiennes, 40 comités de patronage s'occupant de procurer des vacances aux enfants pauvres de la capitale; et des colonies semblables fonctionnant dans cinquante-six villes de France. Au total, en 1902, 14000 petits Français ont bénéficié de ces institutions philanthropiques[18].

Note 18: (retour) Dans l'intéressant rapport de M. Plantet, chacune de ces colonies est étudiée avec des détails suffisants pour qu'on puisse se rendre compte de son fonctionnement, du prix de revient, des résultats obtenus. Dans un premier type, les enfants sont logés en commun dans un même local (villas scolaires, écoles communales vacantes pendant l'été, propriétés privées, louées, acquises, spécialement aménagées pour abriter une collectivité à la campagne ou à la mer). C'est la colonie d'internat.

Dans un second type, les enfants sont confiés par petits groupes de deux à quatre au plus, à des familles de cultivateurs recommandables, moyennant un prix débattu, dans les régions réputées les plus saines. C'est le placement familial.—Les deux systèmes présentent des avantages et des inconvénients qui sont analysés de très près dans le travail que nous signalons.—En ce qui concerne la santé, tous les rapports constatent la plus-value dans toutes les régions, en montagne, en plaine, à la mer, aussi bien dans les colonies collectives que dans les colonies familiales.

Quant aux résultats moraux, tout dépend de la colonie et de l'esprit qui l'anime. Beaucoup pensent qu'il ne suffit pas de faire gagner à de

pauvres enfants une livre de graisse par semaine. Il y a mieux à faire, on peut réaliser un bien plus durable: il faut viser à ce qu'ils rentrent meilleurs à leur foyer. Dans certaines colonies, un tel soin ne se devine guère. Dans d'autres, au contraire, c'est la pensée dominante et le rêve du directeur. Le tout est de savoir choisir.

Non seulement l'homme bien portant, mais celui qui n'est qu'un peu fatigué par le surmenage cérébral, et par les petites émotions quotidiennes, se trouve très bien de changer d'air, de milieu, non seulement une fois par an, mais même chaque fois qu'il sent, chez lui, cette sorte de malaise cérébral prémonitoire de la neurasthénie, ou certains troubles digestifs mal définis qui prouvent que son système nerveux abdominal n'est plus en fonctionnement parfait. Pour lui, un déplacement de quelques jours est extrêmement favorable. Où qu'il aille, il verra son appétit renaître, sa constipation disparaître, la santé lui revenir. Que dis-je? chez certaines femmes nerveuses, mais au demeurant ayant encore un capital sérieux, l'unique fait de monter en chemin de fer produit des effets appréciables, et, le jour même du départ, on les voit transformées. Elles laissent à la première station leurs phobies, leurs inquiétudes; c'est un changement à vue, un véritable coup de théâtre.

Mais autre chose est l'hygiène de l'homme bien portant, ou du candidat à la «maladie» dont le capital est encore presque intact, et autre l'hygiène du vrai malade. Voilà ce que, d'une façon générale, les gens du monde ignorent. Ils s'obstinent, malgré eux, par le fait d'un faux raisonnement, à croire que ce qui fait du bien à l'homme valide doit en faire encore plus à l'homme malade. «Un bon bifteck saignant est certainement utile à un travailleur bien portant; combien il doit être plus utile à un malade affaibli! Il va certainement lui rendre des forces. Donnons-lui donc de la viande saignante; plus il en prendra, plus vite il sera guéri!» Le malade proteste, il affirme que la viande saignante lui fait du mal: c'est égal, qu'on lui en donne au moins autant que son estomac pourra en digérer, ce sera toujours pour son bien! On disait la même chose, autrefois, pour le vin; les gens intelligents commencent à comprendre que le vin, si utile à un travailleur bien portant, n'est pas un aliment héroïque quand il est donné à des malades, même sous forme de vins médicamenteux.

De même l'on raisonne pour l'exercice. Un exercice modéré est utile aux gens bien portants; il faut donc l'imposer au malade. Ce dernier a beau dire que la moindre marche le fatigue, lui ôte le peu d'appétit et de sommeil qu'il avait encore; c'est égal, il faut qu'il marche! On ne conçoit pas qu'il doive rester à la chambre, du moment qu'il peut se tenir sur ses jambes. Le pauvre malade voudrait rester couché, il sent que le lit lui est utile; c'est encore là, dit-il, qu'il souffre le moins. Mais non, il faut qu'il se lève! Le lit ôte les forces, le lit constipe! Et plus le patient est soi-disant bien soigné, plus il a à lutter contre ces préjugés, qu'on parvient difficilement à déraciner même dans les milieux intelligents. Il ne faut pas non plus, dit-on, laisser le malade dormir le jour, sans quoi il ne dormira pas la nuit! Malheureux, qui ne voulez pas comprendre que l'insomnie de votre cher malade «tient à une excitation de ses cellules cérébrales, et que le sommeil est le meilleur remède à apporter à cette excitation, et que, par conséquent, le sommeil du jour prédispose au sommeil nocturne! Quand donc aurez-vous une notion un peu précise et raisonnée sur la pathogénie de tous ces troubles dont l'ensemble constitue la «maladie»?

C'est aussi par une faute grossière de raisonnement qu'on considère les voyages comme utiles aux malades. Encore une fois, ils sont utiles aux gens bien portants, et d'autant plus utiles qu'on se porte mieux, parce qu'ils permettent à l'homme doué d'un beau capital biologique de faire de ces petites avances dont nous avons parlé déjà, de ces placements à gros intérêts qui augmentent sa fortune. Accidentellement, il est vrai, il peut se faire que le placement soit malheureux: c'est ce qui arrive chez l'alpiniste qui aventure une trop grosse somme d'énergie, et met quelquefois quinze jours à se refaire d'une excursion par trop fatigante. Mais enfin, en général, on peut dire que, chez les gens bien portants, ces risques de dépenses exagérées sont réduits à très peu de chose. Le malade, au contraire, est un indigent. Non seulement il ne doit pas dépenser à tort et à travers, mais il doit parcimonieusement, et avec un soin jaloux, garder le peu qu'il possède encore, et chercher à faire des économies. Si son indigence est momentanée, il se remettra assez vite à flot. Si elle est définitive, *a fortiori* devra-t-il chercher à ne pas faire de fausses dépenses.

Or, il ne faut pas se le dissimuler, pour le malade tout voyage est une dépense; le changement d'habitudes, le surcroît de fatigue inévitable, à eux seuls, occasionnent de la dépense nerveuse. Si c'est un grand malade, le voyage peut même le tuer, comme il tue ces malheureux typhoïdiques qu'on est quelquefois obligé, en campagne, ou qu'on se croit obligé d'évacuer à de longues distances, sur des cacolets qui les secouent d'une façon lamentable. Ils arrivent quelquefois morts à l'ambulance lointaine, d'autres fois demi-morts; mais toujours leur état est extrêmement aggravé. Si on avait pu les soigner sur place, ou les évacuer à très petites journées, dût-on les tenir privés des ressources de la thérapeutique, et se borner à leur faire deux lotions fraîches par jour, ils auraient eu bien plus de chances de guérir. Je l'affirme au nom d'une expérience personnelle, faite pendant la campagne de Tunisie. Mais, sans parler des états aigus qui contre-indiquent absolument tout long déplacement, ne voyons-nous pas, tous les jours, des états chroniques aggravés à vue d'oeil par les longs trajets? Cet illustre malade qui traverse toute la Russie pour aller au Caucase, dans le vain espoir de retrouver la santé, et qui voit son état s'aggraver sensiblement en route; tous ces cardiaques, ces albuminuriques qui vont aux eaux lointaines chercher la guérison promise, et en reviennent bien plus fatigués que s'ils étaient restés chez eux? Et les tuberculeux avancés! ces tristes victimes des théories régnantes et de la crainte de la contagion.

Vous prenez là, dira-t-on, les cas extrêmes, et on commence à comprendre que les grands déplacements ne sont pas favorables aux grands malades.

Oui, mais j'ajoute qu'ils ne sont pas, non plus, favorables aux malades *moyens*.

Pour me faire comprendre, voyez cette jeune femme nerveuse qui ne digère plus, qui dort mal, qui est constipée, qui n'a pas ses règles depuis six mois; on se figure encore que, en lui faisant quitter le climat brumeux du Nord pour l'envoyer sur la côte d'Azur, on va lui faire le plus grand bien; c'est une profonde erreur. L'insolent ciel bleu du Midi lui paraîtra odieux, et, après quelques jours, elle souhaitera, dans son for intérieur, de quitter le délicieux pays. Elle ne le dira pas, pour ne pas torturer son entourage, elle souffrira en silence; et il peut même se faire qu'à la longue son état s'améliore; mais, sûrement, ce ne sera pas l'effet du changement de milieu. Et il peut bien se faire aussi que son état s'aggrave assez pour que l'entourage se rende à l'évidence, et ramène à grands frais, et avec d'infinies précautions, la pauvre victime dans le milieu qu'elle n'aurait pas dû quitter.

En réalité, le voyage n'est utile que chez les gens qui paraissent n'en avoir pas besoin. C'est pour bien faire comprendre notre manière de voir que nous exagérons, à dessein, la formule de notre pensée.

Il est bien certain qu'entre le malade grave, qu'on ne doit pour rien au monde déplacer, et l'homme qu'on est convenu d'appeler bien portant, et qui a tout intérêt à faire des voyages d'agrément, il existe toute une série d'intermédiaires auxquels les voyages peuvent rendre des services. Le changement radical de milieu, si dangereux pour le malade grave, peut être utile à l'individu qui n'est que sur la frontière de la «maladie». Quitte à avoir dans un hôtel une nourriture moins bonne, moins hygiénique, moins adaptée à l'état de son estomac, un dyspeptique pourra se trouver bien de cette nourriture, si, en arrivant à l'hôtel, il laisse ses préoccupations incessantes, énervantes, de Paris. Comme toute chose humaine, le déplacement peut avoir du bon et du mauvais, et on ne peut formuler de règles absolues pour les cas moyens; c'est au médecin, s'il est consulté, à peser le pour et le contre, et à donner les indications générales.

Mais il y a quelques conseils qu'il devra donner toujours au malade. C'est:

1° De ne pas voyager de nuit.

2° De s'interdire les changements journaliers de stations, sauf dans les cas où, pour une raison quelconque, on est obligé de gagner les altitudes. Dans ce dernier cas, il faut, au contraire, imposer au malade des stations intermédiaires, car l'expérience démontre que rien n'est préjudiciable à une grande nerveuse, par exemple, comme le voyage en une seule traite de Paris en Engadine. Elle peut être sûre que, en arrivant à destination, il lui faudra plusieurs jours pour s'adapter au nouveau milieu d'altitude, pour faire son acclimatation; pendant ces quelques jours, elle aura un malaise extrême, et, en particulier, de l'insomnie, tandis que, si elle s'était arrêtée deux fois en route, elle n'aurait pas eu à payer ce tribut à la dépression barométrique.

3° De s'interdire le voyage matinal; de ne pas croire que, parce que le lever à l'aube est favorable à l'alpiniste bien portant, il soit également favorable aux neurasthéniques qui ont besoin de leur sommeil matinal.

4° Une prescription importante, c'est encore de se reposer, à l'arrivée à destination, pendant deux, quatre jours, suivant la valeur de l'individu, pour réparer la dépense occasionnée par le voyage. Ce repos sera plus ou moins complet, suivant la gravité des cas. En principe, il vaut mieux pécher par excès que par défaut de prudence.

5° Pendant ces villégiatures, le malade ne devra pas faire de sorties quotidiennes, sous le fallacieux prétexte de s'entraîner; l'entraînement convient aux gens bien portants, mais le mot «entraînement» doit disparaître du vocabulaire du malade. Certes, le rôle du médecin est d'entraîner le malade; mais cet entraînement, que j'appellerai médical, doit être tellement progressif et mesuré qu'il n'a, pour ainsi dire, rien de commun avec l'entraînement de l'homme bien portant et de l'homme de sport.

Le malade ne devra faire un effort que tous les deux ou trois jours, et profiter des jours intermédiaires pour se reposer. Ainsi il parviendra à reconquérir des forces, tandis que, s'il espère s'entraîner en dépensant tous les jours un peu plus de son misérable capital, il ira droit à la ruine.

On comprend aisément qu'un des facteurs importants du voyage est sa longueur. Le voyage autour du monde ne convient à aucun malade; on peut dire que, en général, il n'est pas nécessaire d'aller très loin. Le malade parisien, par exemple, se trouvera mieux d'une villégiature à Montmorency que d'une lointaine expatriation. On ignore trop l'extrême susceptibilité du malade au changement de milieu. Une simple promenade *extra muros* impressionne le malade parisien, quelquefois en bien, mais le plus souvent en mal. Combien connaissons-nous de personnes qui ne peuvent pas aller jusqu'à Versailles sans avoir, au retour, une véritable courbature, une nuit de moins bon sommeil, et, les deux ou trois jours suivants, une aggravation de tous leurs symptômes morbides?

Leurs parents, qui n'y comprennent rien, prétendent que c'est affaire d'imagination. Mais non, c'est un fait parfaitement explicable, et le médecin, qui connaît cette susceptibilité invraisemblable, devrait se constituer l'avocat des patients, au lieu de faire chorus avec la famille et d'accabler le malade de conseils intempestifs. Certes, dans certains cas, par une suggestion puissante, en réveillant ce qui reste d'énergie latente au malade, en faisant, en d'autres termes, de la psychothérapie réconfortante, il pourra, pour ainsi dire, dynamiser le malade et lui donner la force de supporter non seulement le voyage de Versailles, mais un voyage relativement lointain, et ce, pour le plus grand bien, car le malade reprend alors confiance en lui-même. Mais, avant de donner cette suggestion, le médecin doit bien étudier son sujet, et savoir au juste ce qu'il vaut, sous peine de lui nuire en lui demandant un effort au-dessus de ses forces.

Nous ne nous dissimulons pas que rien n'est plus difficile que de connaître la valeur exacte d'un système nerveux; c'est presque impossible pour le médecin qui voit le malade pour la première fois. Dans le doute, il vaut mieux ne pas imposer une fatigue qui risquerait d'être préjudiciable; on se repent rarement d'avoir été trop prudent. Un élément d'appréciation qui est d'un grand secours pour le médecin, en pareille occurrence, c'est le désir du malade lui-même.

S'il ne désire pas voyager, s'il se dit fatigué, il y a gros à parier qu'il l'est en réalité. Le malade a toujours, en effet, une vague conscience de sa valeur, et il faut tenir compte de son appréciation. Si, au contraire, il manifeste vivement le désir de changer de milieu, c'est qu'il sent vaguement qu'il a des réserves de force nerveuse ayant besoin d'être utilisées; il a un sourd instinct qui, en général, le guide bien. Mais alors, direz-vous, le rôle du médecin est singulièrement restreint; il consiste à s'enquérir plus ou moins discrètement des désirs du malade, et à les transformer habilement en prescriptions médicales? A vrai dire, ce serait encore de la psychothérapie; mais nous ne concevons pas les choses de cette façon. Quelquefois, il arrive que l'instinct du malade le guide mal; il est dévoyé par des auto-suggestions, des préjugés ataviques, dos théories plus ou moins scientifiques; et le rôle du médecin est, en ce cas, de remettre tout au point, de démontrer à son malade que son instinct, dans telle ou telle circonstance, le guide de travers; que, bien qu'il n'en ait pas envie, il doit aller de l'avant; et le médecin mérite alors le beau titre de directeur de la santé.

La mer.—Les voyages à la mer auraient dû, en bonne logique, être étudiés à la suite des cures thermales, parce que, en somme, le bain de mer est un agent thérapeutique comparable aux bains d'eau salée qu'on va prendre à Rheinfelden, Salies, Arcachon, Mouthiers-Salins, etc. Mais nous les plaçons à dessein à la suite de l'étude des voyages, parce que, dans la pratique, le bain de mer est plutôt considéré comme voyage d'agrément que comme traitement médical. Cela est si vrai que le médecin est rarement consulté sur l'opportunité du traitement marin, sur le choix de la plage: et c'est à tort. D'autre part, aux bains de mer, le traitement n'est pas surveillé comme il l'est dans les stations d'eau salée, et c'est également regrettable; car la médication par l'eau de mer est active, et son emploi n'est pas indifférent, surtout lorsqu'il s'agit de malades impressionnables, auxquels la moindre intervention fait du bien ou du mal.

Les principaux conseils que nous ayons à donner aux malades livrés à eux-mêmes, à la mer, sont les suivants:

1° Ne pas prendre de bains dès l'arrivée, et se reposer des fatigues du voyage, comme nous avons dit qu'il fallait toujours le faire;

2° Se rappeler que l'air marin a, par lui-même, une action appréciable, et qu'il n'est pas toujours utile de prendre des bains; qu'on peut, dans certains cas, se contenter de stationner pendant plusieurs heures par jour au bord de la mer;

3° Se rappeler aussi qu'une saison au bord de la mer constitue un véritable traitement minéral. Il faut donc au moins un mois pour obtenir des effets sérieux; et, par conséquent, il n'est pas raisonnable d'aller à la mer pour huit jours; c'est s'exposer à la fatigue du voyage et de l'acclimatation sans aucun profit. *A fortiori*, ne doit-on pas prendre un bain de mer accidentel, comme le font les maris qui, par train spécial, arrivent toutes les semaines aux plages voisines de Paris, et se croient obligés de prendre le bain traditionnel du dimanche. Ils ont contre eux la fatigue du voyage, fait dans des conditions plutôt fâcheuses, l'influence du changement brusque de milieu, les trop douces émotions du revoir conjugal, et le bain de mer achève de leur soutirer une réserve d'influx nerveux. Le tout se solde, parfois, par un état subaigu, au retour, qui reçoit le nom d'embarras gastrique, et auquel se joignent souvent des douleurs rhumatismales.

Nous ne pouvons pas indiquer, dans cette étude rapide, les indications et contre-indications des bains de mer. Le principe général est qu'il ne faut pas en donner aux malades à capital restreint, et que, en réalité, ils conviennent surtout aux gens bien portants. Plus le capital est entamé, plus aussi il faudra de prudence dans l'administration du bain, au point de vue de sa fréquence et de sa durée. Tout ce qu'on peut dire, c'est qu'il faut, en général, le prendre très court, cinq minutes en moyenne.

Enfin, il faut tenir compte des effets produits par les deux ou trois premiers bains. S'ils amènent de l'insomnie, c'est qu'ils sont trop prolongés, ou trop fréquents, ou tout à fait contre-indiqués. Il ne faut pas croire qu'on puisse s'y habituer, et que, si les premiers font du mal, les suivants feront du bien. D'une façon générale, d'ailleurs, l'organisme ne s'habitue pas à ce qui lui est nuisible; et les médications, quelles qu'elles soient, ne doivent jamais faire de mal, même momentanément. Mais c'est là un point de doctrine dont la démonstration nous entraînerait trop loin, et en dehors de notre plan.

TROISIÈME PARTIE

CHAPITRE I

LA PÉRIODE DE DÉCLIN

Nous avons à dessein placé dans l'étude de l'homme adulte la plus grosse part de nos considérations thérapeutiques, parce que, à vrai dire, c'est l'âge adulte qui est le plus intéressant au point de vue médical comme au point de vue social, et que c'est pendant cette période de la vie que le médecin peut faire le plus de bien au malade.

Au contraire, à partir du moment où l'être humain est arrivé au sommet de sa courbe évolutive, et, par conséquent, où il va décliner, l'importance des agents thérapeutiques se limite de plus en plus, jusqu'à aboutir à zéro quand l'homme arrive à la fin de sa carrière.

Dans les phases de la vie qui nous restent à étudier, la thérapeutique doit viser, avant tout, à éviter les dépenses de capital: mais son rôle pratique n'en reste pas moins très appréciable; et l'on ne sait pas assez combien une bonne direction médicale pourrait prolonger l'existence de l'homme arrivé à la période de déclin, voire même à une étape avancée de cette période.

Théoriquement, la période de déclin peut commencer le jour de la naissance. C'est ce qu'on observe chez les enfants qui n'ont pas la force de vivre, et qui meurent après deux ou trois jours. A l'extrême opposé, on voit des individus qui ne commencent à décliner qu'à un âge très avancé, ou encore dont la vie est brutalement interrompue, à un âge relativement avancé, par un accident, avant que ne soit survenu le commencement de la période de déclin. C'est que ces hommes à prodigieuse santé sont venus au monde avec un excellent capital initial, que leurs parents ont su améliorer pendant la première enfance, et qu'ils ont ensuite amélioré eux-mêmes en s'interdisant toute dépense excessive, ou en ne risquant qu'à bon escient une certaine partie du capital, pour lui faire rapporter davantage.

Chez ces individus fortunés, les affections intercurrentes ont, comme nous l'avons dit, peu de prise. Ces privilégiés sont semblables à l'homme qui a reçu les dix talents et qui, sachant les faire fructifier, en rapporte dix autres, et reçoit encore, en surplus, une récompense. Chez ces individus, le déclin n'arrive que très tardivement, et ils peuvent atteindre soixante ans tout en restant jeunes de coeur, de corps, et d'esprit.

Entre ces deux extrêmes, tous les intermédiaires sont possibles; et nombreux sont les hommes qui commencent à décliner à trente ans, qui sont des vieillards à quarante ans. La plupart, cependant, commencent à décliner vers cinquante ans, et se maintiennent tant bien que mal pendant quelques années, puis déclinent à vue d'oeil à partir de soixante ans. Malheur à eux quand, à cet âge, ils prennent une pneumonie! D'ailleurs la moindre «maladie» accidentelle les détériore pour plusieurs mois, et l'on est tout étonné de la lenteur de leur convalescence. C'est à partir de ce moment que les tares organiques, latentes jusque-là, se révèlent, que l'homme qui avait une endocardite avec laquelle il vivait en bonne intelligence, et dont parfois même il ne se savait pas atteint, voit tout d'un coup son coeur devenir au-dessous de sa tâche. A la suite d'un coup de froid insignifiant, d'une indigestion, d'un excès alimentaire, d'une émotion violente, d'une grippe qui paraissait bénigne, il a de la dyspepsie, des palpitations, des intermittences du pouls, puis un peu d'enflure des jambes; toutes choses dont, au reste, le repos au lit suffit pour le débarrasser cette première fois, parce qu'il n'est pas encore complètement usé. Mais, six mois après, sous l'influence d'une cause semblable, il a une nouvelle atteinte, un peu plus de dyspnée, un peu de congestion de la base gauche du poumon, ou quelquefois des deux bases, un peu plus d'enflure des jambes; et, cette fois, le repos au lit, la diète lactée, ne suffisent pas à le remettre en état.

La digitale est alors indiquée, à la dose de 10 centigrammes par jour en infusion dans 200 grammes d'eau, que le malade prendra de deux heures en deux heures, jusqu'au moment où il aura une salutaire crise urinaire. Grâce à ce précieux médicament ainsi administré, il fera encore les frais de cet assaut; mais, la fois suivante, les mêmes influences insignifiantes amèneront l'affolement du coeur avec albuminurie, et alors la déchéance pourra être irrémédiable.

Il est certain que si, dans l'intervalle de ces assauts, notre homme s'était écouté vivre, s'il n'avait rien laissé au hasard, si une sage direction médicale avait dosé son alimentation, son travail, son sommeil, s'il n'avait pas eu d'émotions, si, pour conserver sa vie, il avait, en quelque sorte, cessé de vivre, il aurait survécu plus longtemps et n'aurait pas eu sa deuxième atteinte; mais ce qu'il faut bien se rappeler, c'est que, dès sa première atteinte, ses jours étaient comptés. Cette première atteinte dénonçait déjà l'insuffisance de son système nerveux, incapable de donner au muscle cardiaque la force voulue pour faire son office de pompe aspirante et foulante; le déclin, qui avait peut-être commencé quelques années avant, s'était traduit dès le jour de ce premier accroc.

Le déclin peut n'être qu'apparent; et les symptômes revêtent parfois une gravité qui fait croire, à tort, à l'entourage qu'il existe une brèche sérieuse ou irrémédiable dans le capital vital du malade, alors qu'il n'est touché que superficiellement. C'est au médecin qu'il appartient de faire un bon diagnostic, d'où découlent et le pronostic et le traitement. Certes, le problème est souvent difficile à résoudre, et, pour y arriver, le médecin n'a pas trop de toute sa finesse d'observation, de toute son expérience, de toute sa pénétration. C'est dans ces cas que la médecine est véritablement un art, et le médecin un artiste, appelé à utiliser de son mieux les données scientifiques que ses études antérieures lui ont fournies.

Il aura naturellement, pour l'aider dans cette tâche, l'examen physique du malade, et, en particulier, l'exploration abdominale, le ventre étant, de tous les organes, celui qu'on peut le plus facilement explorer, par la vue, le palper, la percussion; il aura, pour l'aider, l'analyse des urines, trop souvent négligée. Il sera également secondé par l'étude du passé: il ne manquera pas de fouiller l'hérédité, l'évolution antérieure de la vie, chez le sujet qu'il examine. Celui-ci a-t-il eu de grands assauts, et s'est-il ressaisi complètement? En ce cas, c'est une présomption en sa faveur: ce passé prouve qu'il a une grande élasticité, un capital sérieux, et qu'il est possible que, dans la crise actuelle, il rebondisse encore une fois.—Au contraire n'a-t-il jamais eu d'assaut important? le problème devient alors plus difficile, car le médecin manque d'une base pour apprécier la valeur réelle du capital. Aussi fera-t-il bien de rester dans une prudente réserve, et si, dans le cas précédent, il a été en droit de rassurer la famille malgré la gravité apparente de l'état du malade, dans le second cas, au contraire, il ne doit dire qu'une chose: «Je ne sais pas.»

Pour ma part, je me méfie beaucoup des hommes à santé insolente, n'ayant jamais eu besoin de soins, que je vois brusquement atteints par une «maladie» accidentelle, par la grippe en particulier. Me trouvant sur un terrain inconnu, je me demande, tout d'abord, si leur capital était aussi bon qu'il le paraissait, et si la grippe ne va pas provoquer la faillite, la débâcle.

Ce sont là, je le répète, des problèmes cliniques extrêmement difficiles à résoudre; mais ils ont un grand intérêt au point de vue du pronostic à porter, et du traitement à instituer. Et cet intérêt est immédiat: car si le médecin soupçonne, chez son malade, une altération profonde que ne traduit pas l'ensemble symptomatique, il doit redoubler de précautions, sa surveillance doit être incessante, son zèle doit prévoir les moindres incidents, ne rien laisser au hasard. Il a alors à lutter non seulement contre la «maladie», mais aussi contre le malade, souvent indocile, et contre les familles, qui trouvent qu'on en fait trop, qu'on prend trop de soins, que le malade devrait se lever pour regagner des forces, sortir pour se distraire, reprendre une partie de ses occupations pour ne pas nuire à sa carrière; estimant, *in petto*, que le médecin userait de discrétion en espaçant davantage ses visites, etc. Quoi qu'il arrive, ce sont de mauvais cas pour le médecin. Il est accusé, si le malade guérit, d'avoir retardé sa convalescence, et, s'il succombe, de ne l'avoir pas bien soigné. Car enfin, un homme si bien portant! et qui succombe à la suite d'une grippe, presque sans fièvre! Sûrement, c'est le médecin qui est coupable! Il n'a, pour se consoler, que la conscience du devoir accompli. Et d'ailleurs il peut aussi se dire que, dans d'autres cas, on a attribué exclusivement à ses bons soins ce qui était dû, en grande partie, à la valeur du sujet; il y a donc compensation.

En somme, le médecin qui se trouve en face d'un malade quelconque est appelé à résoudre le problème suivant: Étant donnés la valeur antérieure du malade A, et le déchet que lui fait perdre la «maladie» B, quelle est la valeur du capital restant A—B? Le simple bon sens indique que cette équation ne peut pas se résoudre par l'algèbre, puisque nous ne connaissons au juste ni A ni B. Aussi le médecin ne doit-il jamais quitter le terrain, relativement solide, que lui fournit la science, pour se perdre dans les abstractions. Il doit seulement se rappeler la parole d'Hippocrate: *Judicium difficile*, et faire de son mieux pour approcher le plus possible de la solution du problème, qui, sans être d'ordre mathématique, a cependant une solution.

«Quand on fait ce qu'on peut, on rend Dieu responsable.» [V. HUGO]

Existe-t-il, du moins, des symptômes permettant d'affirmer que l'homme a atteint l'apogée de son évolution, et est sur la pente du déclin? Eh! non, tant qu'il est bien portant Il est évidemment moins fort, moins actif, que pendant la période de croissance, il supporte moins les petits écarts de régime, les fatigues, il est plus vulnérable, en un mot, mais ce n'est pas un malade par cela seul qu'il est en période de déclin. S'il veut éviter la «maladie», il le peut, dans une, certaine mesure, en s'écoutant vivre, en surveillent son hygiène quotidienne, en ne faisant pas de fausses dépenses ou de dépenses exagérées, ou, s'il est obligé d'en faire par hasard, en les compensant aussitôt par une exagération momentanée de prudence. Bref, la période de déclin est la période des précautions. L'homme en déclin devrait se rappeler qu'il faut «être de sa santé» comme il faut «être de sa condition», comme il faut être «de son temps». En usant de ces précautions, il peut prolonger très longtemps la durée de sa phase évolutive, et atteindre ainsi sans transition la vieillesse, qui pourra, si elle est également bien surveillée, le conduire, sans transition brusque, à la mort.

Mais, quelques précautions qu'il prenne, les circonstances de la vie sont telles que, fatalement, il rencontre sur son chemin des influences qui font baisser brusquement sa valeur. Quelles sont ces influences inévitables? Ce sont toutes celles que nous avons déjà étudiées dans l'enfance, dans l'adolescence, et dans l'âge adulte: erreurs d'alimentation, causes morales surtout, etc.

Y en a-t-il cependant, parmi ces influences, qui soient plus spéciales à la période de la vie que nous étudions, la période comprise entre cinquante et soixante-cinq ans?

Chez la femme, tout le monde admet que la ménopause produit des perturbations considérables; la preuve, c'est qu'on s'accorde à appeler «âge critique» l'âge de la cessation des règles. La ménopause ramène souvent des troubles de santé qui avaient disparu depuis longtemps, et amène quelquefois des troubles nouveaux, tels que ces sueurs profuses dont se plaignent amèrement les malades. Nous avons en vain essayé contre elles l'emploi de l'opothérapie ovarienne, et nous croyons que c'est un moyen non seulement inutile, mais dangereux, et que le mieux est de savoir attendre, en mettant la malade à un régime restreint.

Dans les deux sexes, les émotions morales jouent encore, à cet âge, un rôle considérable. C'est une fille mal mariée, un fils qui fait le chagrin de sa famille, c'est l'isolement au milieu d'indifférents, la perte des amis de la première heure, l'âge des désillusions, l'automne de la vie, en un mot. Dans tous les cas, les pratiques de la psychothérapie sont d'un incontestable utilité: seules, elles ne suffisent pas à guérir un homme rendu malade par des influences morales; mais, associées aux autres agents thérapeutiques, elles sont toujours d'une grande utilité et souvent d'une nécessité absolue. J'ai plus fait en réconciliant avec son fils un père que le chagrin avait terrassé, en lui démontrant la nécessité et la légitimité du pardon, qu'en le traitant, comme on le faisait depuis longtemps, avec toutes les ressources de la pharmacopée et des agents physiques.—Le fonctionnaire qui prend sa retraite, et se voit brusquement condamné à une oisiveté forcée, ne sait pas que faire de son temps. En vain cherche-t-il, dans la société des hommes de son âge, un remède à son désoeuvrement; et quant à espérer trouver chez les gens jeunes de sa famille un réconfort quelconque, il n'y doit pas songer. Les plus jeunes ont leurs affaires, et les affaires sont les affaires; c'est tout au plus si la fille vient faire ses couches à la maison.

Bref, une série de chagrins multiples, auxquels on est encore sensible, sont l'apanage ordinaire de cette période de la vie. C'est à cet âge, aussi, que se soldent,—car tout se paie,—les erreurs du passé, les fautes contre l'hygiène. Alors arrivent les traites imprévues, et, quand le capitaliste veut mettre de l'ordre à ses affaires, il s'aperçoit trop tard que, depuis plusieurs années, il ne s'est pas contenté de ses revenus et qu'il a écorné son capital. Mais, dira-t-on, pouvait-il s'apercevoir de la mauvaise gestion de sa fortune? C'est l'éternel problème du «Connais-toi, toi-même!» de la sagesse antique. C'était à lui de voir que, de temps à autre, il avait de ces petites défaillances de santé qu'il traitait à la légère, en leur attribuant des causes banales et qui auraient dû être, pour lui, des avertissements (l'avertissement sans frais du percepteur). Il aurait dû, en homme bien avisé, rester toujours en deçà de ce qu'il pouvait donner.

Mais enfin le mal est fait; et il est encore temps, sinon de le réparer complètement, au moins de l'atténuer dans une notable mesure, en se surveillant de près, et en ne laissant rien au hasard de ce qu'on peut lui enlever par prudence et par calcul.

Certaines natures ultra-généreuses ne s'aperçoivent pas qu'elles dépensent plus qu'elles ne devraient le faire; elles n'ont pas la bonne fortune de recevoir les petits avertissements que nous venons de signaler. Leur débordante santé fait l'envie de tout le monde; mais ces privilégiés sont souvent des déshérités. Nous avons dit déjà ce qu'il fallait en penser, quand ils se trouvent aux prises, brusquement, avec une affection accidentelle.

Malheur aussi à l'homme qui, à cet âge, se laisse entraîner par un renouveau de passion sexuelle! Il s'impose des dépenses trop fortes pour sa réserve de santé, surtout s'il en arrive à forcer ses talents. Il faut aussi compter avec les aberrations de l'instinct sexuel, assez fréquentes à cet âge; et alors la neurasthénie vengeresse ne tarde pas à s'installer, sous une forme qui rappelle, par sa brutalité d'apparition et la gravité des symptômes, l'hystéro-neurasthénie traumatique.

En effet, du jour au lendemain, cet homme, vaillant jusqu'alors, subit un véritable effondrement. Non seulement il perd tout d'un coup l'aptitude sexuelle, ce qui est pour lui la source d'un grand chagrin, mais il perd, en même temps, l'appétit, le sommeil, les forces. La constipation entre en scène; des douleurs névralgiques variées,—ou, pour mieux dire, des *algies*, car la douleur ne suit pas le trajet des nerfs, le torturent nuit et jour. Il a une sensibilité excessive de l'ouïe, un éréthisme de tout le système nerveux, qui devient comme une lyre à cordes trop tendues que fait vibrer douloureusement le moindre souffle. Cet état peut n'être que passager, si le malade a le bon esprit de s'en avouer à lui-même la cause déterminante et de la supprimer. Mais cela même ne suffit pas toujours: *Sublata causa, non tollitur effectus.* Le branle est donné à la cellule nerveuse, le système nerveux, longtemps patient, s'est tout à coup révolté, et il faut des mois et des années de soins méthodiques pour lui rendre son équilibre. C'est dire que, pendant ces mois et ces années, le médecin devra surveiller non seulement l'hygiène sexuelle, dont il n'est plus question, mais l'hygiène alimentaire, donner les repas fréquents que nécessite un estomac toujours sur le point d'entrer soit en état paralytique ou en état spasmodique; une alimentation non excitante (pâtes, purées), sans vin, et sans les toniques qui passent, à tort, pour réveiller les forces. Le repos physique est également indiqué.

C'est dans ces cas qu'un changement de milieu, bien compris, bien dirigé, peut être utile à divers titres. D'abord, il éloigne la victime de la cause initiale de son mal, ensuite il lui permet d'apprécier souvent les soins affectueux et tendres d'une femme momentanément négligée.

La psychothérapie joue aussi un rôle énorme dans le traitement de ces malades qui, d'un jour à l'autre, sont devenus craintifs, scrupuleux à l'excès, ayant peur de mourir, tenaillés par des remords d'une intensité morbide. Le médecin animé d'un esprit large et charitable peut leur être d'un grand secours, en mettant toutes choses au point, et en rassérénant leur conscience dans la mesure qui convient.

Ce tableau de la «maladie» de l'âge critique, chez l'homme, n'a rien d'exagéré. Nous avons observé plusieurs cas semblables, où des hommes bien portants jusqu'alors ont payé cher leurs écarts intempestifs.

Le plus souvent, les malheurs de ce genre arrivent chez des hommes qui, auparavant, n'étaient pas débauchés, offraient même le modèle d'une vie exemplaire; maintenus par des principes sévères, ils avaient été fidèles à la foi conjugale, et, alors même qu'ils étaient veufs, ils étaient restés fidèles au delà du tombeau; et puis, un beau jour, une occasion se présente et les surprend; c'est une Sapho quelconque rencontrée en chemin de fer; l'homme se trouve désarmé devant la tentation, il succombe, et, une première chute en entraînant de nombreuses à sa suite, il devient enragé de vice. Aussi ne saurions-nous trop engager l'homme mûr, trop confiant en lui-même, à veiller toujours, car le péril est insidieux et les risques sont grands.

C'est à l'âge que nous étudions que se manifestent les troubles prostatiques et urinaires, résultats tardifs de blennorragies mal soignées et considérées comme une bagatelle par le jeune homme, plutôt fier d'avoir pris un brevet de virilité. C'est vers cinquante-cinq ans que le rétrécissement du canal provoque des misères variées, que nous n'avons pas à décrire ici, mais qui finissent par amener la mort prématurée si le chirurgien n'intervient pas.

Ainsi s'explique l'absence de tout rétrécissement chez les hommes qui ont dépassé soixante-cinq ans: ceux qui avaient des rétrécissements sont morts avant cet âge.

C'est aussi vers l'âge de soixante ans que la prostate entre en scène. Certes, les affections de la prostate ne sont pas toujours d'origine blennorragique; mais elles sont, plus qu'on ne le croit, dues à des erreurs dans l'hygiène sexuelle.

Quant aux autres affections capables de faire brusquement baisser le capital, elles ne donnent lieu à aucune considération particulière. Nous devons pourtant nous arrêter encore, en passant, sur trois manifestations morbides spécialement fréquentes à l'âge en question: le diabète, l'albuminurie, et l'obésité.

Diabète.—L'apparition du diabète est, certes, chose fâcheuse; mais le plus grand malheur qui puisse arriver à un diabétique impressionnable, c'est de trouver un médecin qui lui annonce, sans ménagements, la fâcheuse nouvelle. A partir de ce moment commence, pour le malade, une incessante préoccupation morale, aggravée encore par un régime alimentaire qui lui cause plus de dommages que le diabète lui-même. Il est vrai de dire que, depuis quelques années, les médecins se sont un peu départis de la cruelle sévérité qui, autrefois, les rendait redoutables aux diabétiques. On veut bien admettre, désormais, que le régime des diabétiques comporte certains tempéraments, et que les pommes de terre en robe de chambre, par exemple, peuvent être allouées, voire même en abondance.

Mais il n'en reste pas moins vrai que la situation d'un diabétique, traité d'après les principes classiques, est encore loin d'être réjouissante. Elle sera telle jusqu'au jour où l'on comprendra enfin qu'il n'y a pas deux diabétiques devant être soignés par le même régime, ou plutôt qu'il n'y a pas de régime du diabète, le diabète n'étant qu'un symptôme qui ne mérite pas qu'on s'acharne sur lui.

Aux uns il faudra beaucoup de viande et du vin, aux autres la diète lactée absolue pendant quelques jours, et le régime des potages au lait ensuite. Et entre ces deux extrêmes, toutes les combinaisons du régime peuvent être indiquées. Le médecin doit imposer le repos au lit absolu au diabétique qui maigrit et perd ses forces, l'exercice modéré dans les autres cas, mais, jamais d'exercice forcé, parce que le diabétique a toujours des combustions exagérées, comme le professeur A. Robin l'a très élégamment démontré. On aura à s'occuper aussi de l'état mental du malade, et à ne pas négliger la psychothérapie. Le diabète peut être provoqué, expérimentalement, en touchant un point précis du quatrième ventricule du cerveau; et les diabétiques vraiment graves sont ceux qui le deviennent à la suite d'une chute sur la tête: ces deux faits prouvent assez l'importance des troubles du système nerveux dans la pathogénie du diabète, et la nécessité de faire une grosse part aux soins moraux dans le traitement du diabétique.

Albuminurie.—L'albuminurie donne lieu à des considérations de même ordre.

Comme le diabète, elle est un symptôme indiquant un état de détérioration générale de l'organisme; c'est, le plus souvent, un symptôme grave, mais quelquefois aussi un phénomène sans grande importance.

Tout le monde connaît l'albuminurie de l'adolescence, intermittente, venant après la moindre fatigue. On sait encore que le seul fait de se lever du lit et de procéder aux soins de la toilette suffit pour provoquer l'apparition de l'albumine, qui n'existait pas dans l'urine émise pendant que le sujet était au lit: c'est ce qu'on appelle l'albuminurie *orthostatique* ou *physiologique*,—terme détestable, parce qu'il n'y a pas d'albuminurie physiologique, pas plus que de glycosurique physiologique. Cette albuminurie de peu d'importance survient toujours chez des sujets qui ne sont pas en bon état de santé, et indique, par conséquent, qu'ils doivent être tenus à vue, et soignés suivant les principes généraux que nous avons déjà énoncés.

Chez l'homme adulte, la présence de l'albumine dans l'urine est toujours d'un pronostic plus sérieux. Parfois cependant, là encore, l'albuminurie n'est que transitoire, et coïncide avec une décharge d'acide urique par les reins. Si l'on ne soumet pas le malade ainsi touché au régime lacté absolu, qui achèverait de l'épuiser, si on le laisse au repos, si on lui donne à prendre un peu de benzoate de soude, l'orage passe vite sans laisser de traces.

D'autres fois, l'albuminurie, sans être transitoire, est intermittente, même chez l'adulte. Nous connaissons un malade qui, depuis quatre ans que nous le soignons, a de l'albumine chaque fois qu'il monte à cheval. Il peut faire jusqu'à 20 kilomètres à pied sans avoir d'albumine; mais une seule promenade à cheval fait réapparaître l'albumine et, malgré la dose considérable révélée par l'analyse après l'exercice du cheval, il est, au demeurant, bien portant en apparence, et a une vie des plus actives.—Je connais aussi un médecin qui a, depuis des années, de l'albumine en permanence; après s'en être beaucoup inquiété, et avoir suivi divers traitements et divers régimes, il a fini par ne plus faire que de l'hygiène générale, manger raisonnablement, éviter le surmenage; et il est, en somme, en aussi bon état que possible.

J'ai cité, dans une étude sur le *Cacodylate de Soude* que j'ai publiée en 1901, l'histoire d'une jeune malade ayant, depuis 1898, à la suite d'un coup de froid, beaucoup d'albumine, et à laquelle j'ai donné des doses considérables de cacodylate, en injections, pendant un mois. J'ai eu, à ce moment, le bon esprit de ne pas attribuer exclusivement au remède la survie de la malade. Or, elle s'est mariée en 1900: depuis, elle a cessé toute médication, pour se borner à prendre de la viande crue et beaucoup de repos. Elle a encore, actuellement, 3 à 4 grammes d'albumine par jour, et va très bien.

On voit que tout est loin d'avoir été dit sur la valeur pronostique de l'albuminurie. Mais il n'en est pas moins vrai que, le plus souvent, la présence de l'albumine chez l'être humain, à l'âge que nous étudions, est un symptôme qui doit inspirer au médecin des craintes sérieuses, surtout quand, en même temps que l'albumine, il y a du sucre. Cette combinaison m'a toujours semblé être un arrêt de mort à brève échéance.

Je dois ajouter que la situation de l'albuminurique sera encore aggravée si le médecin s'obstine à lui imposer le régime dit des albuminuriques. Il n'y a pas de régime des albuminuriques: il y a le régime qui convient à tel ou tel albuminurique. Parfois le régime lacté fait merveille, mais c'est rare; en tout cas, il ne faut pas le prolonger plus de quinze jours. D'autres fois, c'est le régime des pâtes, plus souvent encore le régime lacto-végétarien, qui, combiné au repos, aide le malade à sortir du mauvais pas, au moins momentanément.

Obésité.—Au même titre que le diabète et l'albuminurie, l'obésité appartient en propre à la période de déclin. Mais, direz-vous, il est des enfants et des adultes obèses! Qu'importe? C'est qu'ils ont commencé jeunes leur période de déclin. Mais, d'habitude, c'est aux environs de la ménopause que l'obésité devient, pour les femmes, une torture de tous les jours. Nous n'avons pas à en indiquer les inconvénients; rappelons seulement que l'obésité tend toujours à augmenter, parce qu'elle interdit au malade l'exercice, et qu'il s'établit immédiatement un cercle vicieux. Dans les cas d'obésité où l'exercice serait utile, l'obèse qui est condamné à en prendre de moins en moins, devient de plus en plus obèse.

Mais il ne faut pas croire que l'exercice soit toujours utile aux obèses. L'obésité, étant un symptôme de la «maladie», est quelquefois entretenue par un excès d'exercice. J'ai connu une jeune fille de vingt-huit ans, très obèse, qui, après avoir consulté des médecins de diverses nationalités, avait fini par suivre les conseils d'un empirique, qui n'avait rien trouvé de mieux, pour la faire maigrir, que de mettre sa mère en relations avec un commandant de chasseurs à pied, de façon que ces deux dames pussent suivre tous les exercices du bataillon. Au bout d'un mois, la mère était demi-morte, et la jeune fille grossissait toujours. Sous l'influence de l'exercice, elle mangeait davantage et buvait en conséquence. Mais vint un jour où l'estomac, fatigué par la suralimentation, se mit à protester; c'est alors que je prescrivis le régime ultra-restreint, pendant quelques jours, pour remettre l'estomac en état, le repos presque absolu pendant cette période, puis un régime s'adaptant au fonctionnement de l'estomac et de l'intestin, avec un exercice modéré; et voici que, sous l'influence de ce traitement, la malade vit diminuer son obésité, et disparaître, successivement, d'autres troubles variés qui, comme l'obésité, étaient symptomatiques!

Il n'y a pas de régime des obèses: il y a le régime applicable à tel ou tel malade atteint d'obésité. Le plus souvent, le régime restreint est indiqué; d'autres fois, il faut alimenter l'obèse, et rien n'est dangereux comme de le faire maigrir par insuffisance alimentaire. Il ne faut pas, non plus, le faire maigrir par l'emploi de la thyroïdine. Je dois dire, cependant, que j'ai été surpris des résultats excellents obtenus, par la thyroïdine, chez un obèse de vingt ans qui, en six mois, a vu son poids baisser de 105 à 80 kilogrammes, sans qu'il en soit résulté le moindre trouble pour la santé. Mais la thyroïdine avait été maniée par le Dr Polin avec une prudence extrême (2 milligrammes par jour, et pendant six mois consécutifs).

En général, il faut se méfier de ce médicament, qui demande une surveillance médicale sinon quotidienne, du moins hebdomadaire; il faut enfin se rappeler que l'hygiène suffit toujours pour atténuer l'obésité au point d'en supprimer les inconvénients, et aussi qu'il est toujours dangereux de faire trop maigrir un obèse, ou de le faire maigrir trop vite. Quand un obèse maigrit trop vite, son ventre tombe, il est vrai; mais c'est le commencement de l'effondrement. Son système nerveux tombe aussi. En y mettant le temps, au contraire, c'est-à-dire en ne brusquant pas la manière d'être du sujet, on peut toujours arriver à des résultats excellents.

J'ai commencé à donner des soins il y a dix ans, à une dame de soixante-sept ans, qui pesait 97 kilogrammes. Elle est arrivée en dix-huit mois, à baisser, avec une progression continue, à 77 kilogrammes... Depuis, elle garde son poids et sa santé; son déclin s'opère avec une lenteur telle qu'il est à peine perceptible. Inutile de dire que l'hygiène seule a fait les frais de la thérapeutique.

CHAPITRE II

LA VIEILLESSE

Quelle que soit l'économie qui ait présidé à l'usage du capital biologique, il n'est pas possible que quelques mauvais placements n'aient été faits, dans le courant de l'existence; que des chocs accidentels, et indépendants de la volonté, n'aient, à diverses reprises, ébréché le capital. L'homme qui se condamnerait à vivre à seule fin de prolonger ses jours vivrait certainement très longtemps, mais la sentence d'Horace lui serait applicable: «Pour vivre, il aurait perdu les raisons de vivre.» *Et propter vitam vivendi perdere causas.*

D'autre part, le capital diminue par le fait même de la vie, comme la vitesse initiale d'un projectile diminue progressivement par le fait de la résistance de l'air. Enfin il vient un moment où le capital, après avoir produit des intérêts considérables, ne donne plus que des intérêts de moins en moins élevés. Ce moment coïncide exactement avec la période de déclin, de sorte que, à partir de ce jour, quoi qu'il fasse et sans qu'il s'en doute, l'être vivant s'appauvrit fatalement et progressivement. Il en arrive enfin à n'être plus qu'un médiocre petit rentier; et c'est alors la vieillesse.

Vieillesse qui peut, d'ailleurs, survenir à tout âge; témoin ces enfants qui ont l'aspect de petits vieillards, comme on dit dans le langage courant; ces hommes de quarante ans qui sont aussi des vieillards, des loques humaines. Mais, le plus souvent, la vieillesse survient à un âge plus tardif, que, pour le besoins de la cause, nous fixerons, par exemple, à soixante-cinq ans.

A partir de cet âge, l'homme ne doit pas se borner, comme le lui conseillaient les trois jeunes gens du fabuliste, «à songer à ses erreurs passées» Il peut même encore avoir «de longs espoirs et de vastes pensées», à condition que ce ne soit pas pour lui, mais pour ses arrière-neveux. Il peut, en d'autres termes, jouir de son expérience et s'efforcer d'en faire profiter les autres; mais en se rappelant qu'il a atteint l'âge du repos, des ménagements et des précautions. Et de même que, dans la première période de la vie, il appartient aux parents de ménager pieusement et de faire sagement fructifier le capital de l'enfant; de même, à cette dernière période, il est du devoir des enfants de veiller avec zèle sur la frêle existence dont ils ont la charge; d'éviter au vieillard toute fuite nerveuse, tout chagrin, tout souci, tout écart de régime, et de le préserver contre toute intervention thérapeutique brutale.

Quelles sont les influences qui compromettent d'une façon spéciale le vieillard vivotant?

Les influences psychiques sont beaucoup moins importantes que dans l'âge adulte. Quelques vieillards, il est vrai, gardent leur sensibilité et leur jeunesse de sentiments. L'expérience de la vie ayant tempéré la fougue de leurs jeunes années, leur ayant appris l'indulgence et la miséricorde, ils deviennent des êtres exquis, d'un commerce aussi agréable que profitable. Mais, le plus souvent, la sensibilité s'émousse, et un égoïsme tranquille préserve le vieillard de toute émotion nuisible. Apprend-il la mort d'un de ses contemporains, fût-ce de son meilleur ami? Il en est bien un peu chagriné, mais l'émotion qu'il éprouve est surtout égoïste, à cause de la crainte qu'elle lui donne de voir son tour arriver; en somme, elle est peu profonde, et n'est pas comparable au chagrin poignant de l'homme adulte perdant un être aimé. Donc, de ce côté, peu de fuites nerveuses. Du côté du système musculaire, il n'y en a pas non plus. Le simple bon sens fait que le vieillard n'abuse pas, en général, de son restant de forces musculaires: exception faite cependant pour les cas où des parents ou des amis mal avisés, croyant bien faire, forcent le vieillard à se déplacer sans relâche, pour passer l'hiver dans le Midi, l'été en Suisse, le printemps ailleurs. Combien ne serait-il pas plus sage, en général, de le laisser tranquillement chez lui, dût-il ne pas quitter sa chambre? J'ai longtemps donné des soins à une vieille dame que ses enfants emmenaient en villégiature, toujours malgré elle, dans le centre de la France, et ramenaient à Paris en octobre. Or, après chaque voyage, il fallait un mois de soins assidus et de précautions pour effacer les traces de fatigue occasionnée par le déplacement.

La vérité est que, dans les cas exceptionnels, le séjour hivernal dans le Midi peut être recommandable, mais que, d'une façon générale, il faudrait se rappeler un peu plus le dicton populaire affirmant «qu'on ne doit pas transplanter un vieux chêne», et qu'on devrait regarder à deux fois avant de proposer, et surtout d'imposer à un vieillard, soit un lointain changement de pays, soit même un changement d'appartement. Il faut, en général, tenir plus de compte qu'on ne le fait de son désir, qui est dicté par un vague instinct de conservation et qui trompe rarement.

Ce qui menace le plus le vieillard, en dehors bien entendu des affections accidentelles, ce sont les écarts dans l'alimentation. Une indigestion qui, chez un homme jeune, se serait traduite par un léger état gastrique, amène chez le vieillard un effondrement colossal; et, pour peu que la thérapeutique intervienne d'une façon inopportune sous la forme d'un purgatif qui semble bien anodin, la situation peut s'aggraver d'un jour à l'autre. Il faut alors des semaines pour remettre en état le système nerveux bouleversé. Imaginez un foyer près de s'éteindre, où il ne reste plus qu'une petite flamme vacillante; irez-vous l'alimenter par un soufflet de forge, et charger le foyer de grosses bûches de bois? Non, vous mettrez sur la flamme, avec d'infinies précautions, des brindilles de bois bien sec, et c'est seulement ensuite que vous mettrez des fragments un peu plus volumineux, pour arriver enfin à la bûche qui entretiendra la vie du foyer. De même chez le vieillard malade, surtout quand il a des phénomènes gastriques, prudence extrême dans l'alimentation, fréquence de l'alimentation, et repos absolu: c'est la base du traitement.

Mais combien, pour faire observer ces prescriptions si simples, ne faut-il pas au médecin d'énergie et de foi? Qu'on veuille donc bien se rappeler que le vieillard malade n'a besoin que d'une alimentation restreinte, que ce n'est pas ce qu'il prendra qui lui sera profitable, mais bien ce qu'il assimilera, et que, chez lui, la puissance d'assimilation est extrêmement minime! Lui-même, d'ailleurs, il le dit, il proteste, plus ou moins énergiquement, contre les menus qu'un zèle mal éclairé s'ingénie à lui proposer.

En dehors de ces états gastriques passagers, le régime du vieillard doit être, en général, peu substantiel. Il faut surtout qu'il mange peu le soir, s'il tient à avoir quelques heures de sommeil. S'il éprouve le besoin de se nourrir, qu'il mange souvent, plutôt que beaucoup à la fois. Mais on ne saurait croire combien certains vieillards ont peu besoin de manger. J'ai eu longtemps pour patiente une vieille dame qui avait trop mangé pendant toute sa vie, et, de ce chef, avait eu une dyspepsie permanente accompagnée de misères variées, en tête desquelles venait la constipation. De là obsession de tous les instants; tant qu'on ne l'eût pas mise exactement au régime convenable, elle fut torturée par ce symptôme, restant huit ou quinze jours sans parvenir à aller à la garde-robe, malgré les lavements, les suppositoires, le massage abdominal, etc. On avait dû même, plusieurs fois, recourir au curetage. Or je me dis, un jour, que le régime relativement restreint que je lui avais imposé tout d'abord n'était peut-être pas encore assez restreint. Comme elle n'avait jamais d'appétit, et qu'elle ne mangeait que pour faire plaisir à son entourage, je fis avec elle une sorte de convention, qui fut de restreindre, sous ma surveillance, son alimentation progressivement, et dans la mesure extrême du possible. Après un mois de tâtonnements, ma collaboratrice et moi en étions arrivés à la formule suivante, que je transcris d'après mes notes: «7 heures matin, une tasse à thé de café au lait; 10 heures, une tasse à café de semoule au lait, ou de panade, ou de farine de Hongrie, ou de crème de riz, ou de crème d'orge aux mêmes doses, et un peu de confiture avec lait; Midi, un quart d'échaudé; 5 heures, café au lait; 7 heures, comme à midi; dans la nuit, une tasse à café de lait.»

Ce régime, qui d'abord paraissait à l'entourage absolument ridicule, finit par être accepté quand on vit la malade reprendre, progressivement, du sommeil, un peu de force, un peu d'appétit, et surtout quand on vit disparaître sa constipation. Ses fonctions s'exécutaient, en effet, très régulièrement tous les deux ou trois jours, spontanément. Le régime fut continué jusqu'à sa mort, qui survint trois ans après. Elle s'éteignit sans souffrance à l'âge de quatre-vingt-quatre ans.

Je pourrais relater bien d'autres exemples semblables, mais ils seraient tous calqués sur ce modèle.

Il est, par contre, des vieillards qui ont conservé un gros appétit: il faut savoir le respecter, tout en essayant de le modérer un peu, du moment que la santé reste bonne.

Pour en finir avec la question de régime, disons qu'un peu de vin généreux, étendu d'eau, est, en général, une boisson excellente pour le vieillard, bien portant ou malade; et que le lait, par contre, lui est le plus souvent préjudiciable, sauf dans les états aigus ou subaigus prolongés.

Quant aux affections accidentelles qui surviennent chez le vieillard, et qui compromettent son reste de vie, elles sont peu nombreuses, et font, néanmoins, beaucoup de victimes. La plus importante de toutes est la pneumonie. C'est, très souvent, une pneumonie d'origine grippale: aussi ne saurait-on trop soigner la grippe dès son début, chez le vieillard plus encore que chez l'adulte. La pneumonie est insidieuse chez le vieillard. Elle ne se traduit que par un malaise général, avec très peu de phénomènes pulmonaires, mais elle s'accompagne toujours de fièvre. Si donc les familles savaient se servir du thermomètre, on aurait des chances de porter secours aux malades en temps utile; et alors une injection de cacodylate de gaïacol, quelques cachets de quinine, une certaine dose de cognac ou de vin très généreux, parviendraient, dans bon nombre de cas, à le sauver; tandis qu'en général, quand on appelle le médecin, il est trop tard, le médecin ne peut plus faire que le diagnostic, et prévenir la famille de la gravité de la situation.

Les petites hémorragies cérébrales viennent souvent compromettre la survie du vieillard. Ordinairement, il échappe à la première atteinte, mais il en sort tellement amoindri, physiquement et intellectuellement, qu'on peut dire qu'il a cessé de vivre avant de mourir. Grâce aux soins dont il est entouré, à partir de ce moment, il se survit à lui-même pendant quelquefois plusieurs années, jusqu'à ce qu'il se décide à mourir après une deuxième ou troisième attaque.

Quand aucune des causes graves ci-dessus mentionnées ne s'observe, le petit rentier qu'est le vieillard continue à vivoter plus ou moins longtemps, jusqu'au jour où, tout son capital et tous ses revenus étant épuisés, il cesse de vivre, tout simplement parce qu'il n'a plus la force de vivre. Il s'éteint alors et se repose comme le travailleur qui a fini sa tâche. C'est ce que traduit d'une façon, très profondément philosophique, l'expression courante de «défunt», la traduction littérale du mot latin *defunctus* étant: «Celui qui s'est acquitté.» Les privilégiés sortent de la vie comme d'un banquet, en remerciant leur hôte. Heureux s'ils peuvent léguer à une nombreuse postérité «l'exemple de leur vie!»

FIN